养肺保健康——呼吸科专家的那些『肺』话

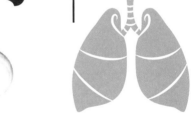

学术顾问　李为民

主　　审　吴小玲

主　　编　万群芳　曾奕华　吴小玲

副主编　王　聪　吴瑞明　马春艳

YANG FEI BAO JIANKANG
HUXIKE ZHUANJIA DE
NAXIE FEI HUA

四川科学技术出版社

图书在版编目（CIP）数据

养肺保健康：呼吸科专家的那些"肺"话 / 吴小玲，万群芳，曾奕华主编. -- 成都：四川科学技术出版社，2018.8

ISBN 978-7-5364-9151-9

Ⅰ.①养… Ⅱ.①吴… ②万… ③曾… Ⅲ.①补肺 – 养生（中医）Ⅳ.①R256.1

中国版本图书馆CIP数据核字（2018）第189657号

养肺保健康
——呼吸科专家的那些"肺"话

学术顾问　李为民

主　　审　吴小玲

主　　编　万群芳　曾奕华　吴小玲

副 主 编　王　聪　吴瑞明　马春艳

出 品 人　钱丹凝

责任编辑　罗小燕

封面设计　墨创文化

责任出版　欧晓春

出版发行　四川科学技术出版社
　　　　　成都市槐树街2号　邮政编码 610031
　　　　　官方微博：http://e.weibo.com/sckjcbs
　　　　　官方微信公众号：sckjcbs
　　　　　传真：028-87734035

成品尺寸　185mm×250mm

印　　张　11　字数 220 千

印　　刷　成都锦瑞印刷有限责任公司

版　　次　2018年11月第1版

印　　次　2018年11月第1次印刷

定　　价　42.00元

ISBN 978-7-5364-9151-9

邮购：四川省成都市槐树街2号　邮政编码：610031

电话：028-87734035

本书编委会

学术顾问 李为民

主　　审 吴小玲

主　　编 万群芳　曾奕华　吴小玲

副 主 编 王　聪　吴瑞明　马春艳

编委会成员（按汉语拼音字母排序）

陈　敏（成都市郫都区人民医院）　　　　王　聪（四川大学华西医院）

陈仁华（贵州省人民医院）　　　　　　　王　蕾（绵阳市第三人民医院）

何　芳（四川大学华西医院）　　　　　　吴念宏（四川大学华西医院）

洪亚希（大邑县人民医院）　　　　　　　吴瑞明（贵州省人民医院）

蒋　丽（四川大学华西医院）　　　　　　吴小玲（四川大学华西医院）

景　欣（绵阳市第三人民医院）　　　　　吴　颖（四川大学华西医院）

李　林（四川大学华西医院）　　　　　　熊　洪（西南医科大学附属医院）

李　希（四川大学华西医院）　　　　　　徐　玲（四川大学华西医院）

李小华（四川大学华西医院）　　　　　　薛　秒（四川大学华西医院）

刘　琴（四川大学华西医院）　　　　　　杨晓丽（成都市武侯区呼吸康复协会）

刘秋诗（四川大学华西医院）　　　　　　曾　婷（贵州省人民医院）

马春艳（宁夏回族自治区人民医院）　　　曾奕华（四川大学华西医院）

秦　勤（四川大学华西医院）　　　　　　朱爱华（乐山市人民医院）

万群芳（四川大学华西医院）

序

　　呼吸是我们每时每刻都离不开的生命律动。随着全球环境的污染，慢性呼吸疾病的发病率越来越高，死亡率有增无减，这已成为严重的医疗保健与公共卫生问题。为了有效遏制慢性呼吸系统疾病的发生，让我们做到畅享呼吸，四川大学华西医院呼吸护理专家们编写了《养肺保健康——呼吸科专家的那些"肺"话》一书。

　　专家们根据多年的临床护理经验，通过通俗易懂的语言、图文并茂的方式，对呼吸保健、呼吸疾病护理和康复等方面的问题进行梳理，内容全面、详尽、实用，旨在践行全民学习科普知识，提高大众对呼吸系统疾病的"防、护、康"认知水平，为健康保驾护航。

　　现今医院护理工作不再仅仅是单一的临床护理，还应指导大众尤其是患者学会科学的自我健康管理，为此，四川大学华西医院呼吸与危重症医学科护理团队积极开拓创新、优化服务，从2015年起成立了微信公共平台，2016年在全国率先成立了呼吸专科护士微信平台，不间断地推送了科普文章和护理专业培训，得到大众和医护人员的广泛好评。

本书的出版对呼吸系统疾病的患者是一件大好事、大实事，愿更多的人能够从中受益，也希望更多的医生和护士能投入到科普工作中，健康中国，科普助力！

最后，向编者们所付出的辛勤劳动表示忠心的感谢，祝各位读者朋友健康快乐！

2018 年 8 月

（李为民，呼吸与危重症医学科教授，医学博士，博士生导师。四川大学华西临床医学院／华西医院院长）

前　言

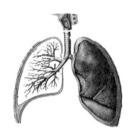

　　近年来，伴随着经济的快速发展，全球环境污染日益严重，各种污染肆掠，尤其以空气污染更为猖獗。此外，吸烟、人口老龄化等因素也日益凸显。以上因素导致慢性阻塞性肺疾病、支气管哮喘、肺癌等疾病的发病率、死亡率持续上升，严重危害着人们的身体健康。肺作为人体最主要的呼吸器官，最易遭受空气污染的侵害，穹顶之下，如何关爱你的肺——呼吸保健、呼吸慢性疾病管理及护理显得尤为重要。

　　2018 年 4 月 10 日，国际权威医学期刊《柳叶刀》发表了由我国学者完成的大规模人群研究成果——《中国成人肺部健康研究》，首次明确我国慢性阻塞性肺疾病患者人数约 1 亿人，慢性阻塞性肺疾病在数量上已经成为与高血压、糖尿病发病率不相上下的慢性疾病，构成重大疾病负担。然而，我国公众对慢性阻塞性肺疾病的知晓率小于 10%，并且只有 3% 的正确诊断率，这真是令人担忧！对于雾霾天如何防护，如何戒烟，呼吸系统疾病患者如何自我护理等等问题，大部分人只限于"道听途说"。厨房油烟、房屋装修、某些特殊工种……面对这些我们常常忽视的呼吸隐患又该如何健康呼吸，《养肺保健康——呼吸科专家的那些"肺"话》将告诉你答案。全书分为健康呼吸保健编、呼吸系统慢性疾病照护编两大部分，共17章，以通俗易懂的语言、图文并茂的方式向大众讲述真正实用的科普知识，普及新形势下的新知识——呼吸常识、呼吸保健、呼吸系统慢性疾病的管理和护理知识，旨在科学普及健康知识，增强大众的健康意识，提高大众自我健康管理能力，达到促进全民健康的目的。

本书内容丰富，极具科学性、权威性、实用性、指导性，既可作为呼吸疾病高危或已患病人群自我保健、管理的科普指导读物，也可作为相关医护人员的参考读物。

本书具有以下特点：

编排新颖　将与呼吸相关的健康管理、呼吸疾病的护理及肺康复知识，按健康呼吸保健编、呼吸系统慢性疾病照护编进行编写，重点探讨人们日常生活中关心的问题，以提高读者的阅读兴趣。

内容全面，普及率高　本书不仅从预防、保健和防治三级体系阐述了健康呼吸的科普知识，还包括呼吸系统慢性疾病的管理及康复知识，因而读者面广，不仅包括健康人群、亚健康人群以及呼吸系统疾病已患人群及家属，还包括临床相关医护人员等。

图文并茂　采用大量图片展示健康呼吸的保健、治疗护理措施及康复技能，利于读者在最短的时间内掌握相关知识，尤其适合于中老年人，也有利于医护人员宣教工作的开展。

语言通俗易懂　用通俗易懂的语言讲解呼吸系统相关结构及功能，

弥补读者专业医学知识不足的缺陷。

本书由从事呼吸系统疾病临床护理工作 30 余年的护理专家编写，集国内多家知名医院的呼吸护理专家或肺康复专家之所长，代表了学科前沿。

本书中的图示演示人员有：敖冬梅、蒋丽、陈珂珂、孙敖、佟乐。在此向他们表示感谢。

由于编者经验有限，编写时间短促，书中难免出现疏漏或不足之处，为此，我们恳请广大读者批评指正，以便不断改进。

吴小玲

2018 年 5 月

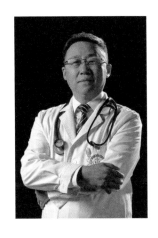

李为民　呼吸与危重症医学科教授，医学博士，博士生导师。四川大学华西临床医学院/华西医院院长。国家卫生和计划生育委员会公立医院战略管理分委会主任委员，中华医学会呼吸专委会副主任委员，中华医学会呼吸专委会肺癌学组副组长，四川省医学会呼吸专委会主任委员，四川省医学会内科专委会主任委员。四川省学术与技术带头人。

一直致力于呼吸内科疾病的临床、教学及科研工作，主要研究方向为肺癌早期诊断与治疗的基础与临床及肺部感染。主持各级科研课题 20 余项，包括国家自然科学基金、国家"十一五"科技支撑计划、国家高技术研究发展计划（"863"计划）、国家科技部重大专项等，科研经费总额超 2 000 万元。发表论文 200 余篇，其中 SCI 收录 40 余篇，包括 *Cancer*、*Chest*、*Mol Cancer*、*Oncotarget*、*Cancer Lett* 等杂志。研究成果获四川省科技进步一等奖及中华医学科学技术进步奖一等奖。

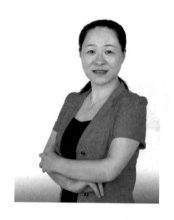

吴小玲　主任护师，教授，护士长。长期从事呼吸专科护理和护理教育工作；负责四川大学华西护理学院内科护理学（呼吸系统）、健康评估及临床医学八年制胸呼吸课程整合的部分教学工作，指导护理研究生临床实习。现为四川省康复医学会肺康复专业委员会常委、四川省康复医学会呼吸专业委员会护理学组组长、四川省护理学会科普专业委员会副主任委员、四川省护理学会内科专业委员会慢性疾病管理学组副组长、成都市护理学会内科专业委员会委员、中华护理学会呼吸专业委员会委员、中国残疾人康复学会肺康复专业委员会委员、四川省等级医院评审专家库成员。

具有丰富的临床护理经验，尤其擅长呼吸与危重病人的护理以及无创呼吸机的临床应用技术。2018 年 4 月构建了全国首个慢性呼吸疾病管理专科护士培训基地。

主编或参编多部教材和护理学丛书；近 5 年来在核心和统计源期刊上公开发表护理科研论文 40 余篇；获国家发明专利 1 项，实用新型专利 10 余项，其中 4 项成果实现转化；参研科研课题 3 项，获四川省科技项目 4 项。

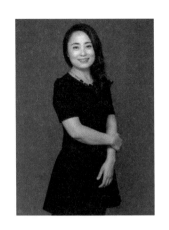

万群芳 主管护师，副护士长。长期从事呼吸专科护理和护理教育工作。2006年起先后任四川大学华西医院进修护士、科室新近人员及四川大学华西护理本科生的临床带教老师；2009年起先后担任内科护理学、健康评估及临床医学八年制胸呼吸课程整合的临床见习带教老师；现为四川省康复医学会呼吸专业委员会护理学组委员及成都市康复医学会肺康复专业委员会委员。

积极参加呼吸健康科普知识宣传，带领科室成员构建国内首个呼吸系统疾病科普教育平台；自主编排并拍摄国内首套慢性阻塞性肺疾病患者呼吸康复操，已取得版权，并实现成果转化；获2018中国国际科普作品大赛授予的"科普贡献者"荣誉称号。

主持四川省科技厅资助项目2项，合计经费30万；获得国家实用新型专利10余项，其中作为第一发明人4项，实现成果转化3项；近年来在统计源及以上期刊发表文章10余篇，参编著作7本，其中担任主编1本，副主编1本。

连续多年成功举办国家级继续教育项目"呼吸与危重症讲习班、无创机械通气技术研讨班及慢性阻塞性肺疾病医院-社区一体化管理培训班"等，培训学员数千名，对西南地区呼吸护理事业的发展起到了引领和推动作用。

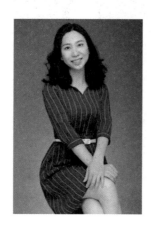

曾奕华 主管护师。长期从事呼吸内科临床护理工作。2009年起先后任四川大学华西护理学院规范化学员、适应性规培、本科实习临床带教老师；2014年起先后担任四川大学华西护理学院本科基护见习、临床医学八年制胸呼吸课程整合及健康评估的临床见习带教老师；2016年起担任2017级护理本科生一对一导师；现为四川省康复医学会呼吸专业委员会护理学组委员。

具有丰富的临床经验，尤其擅长呼吸与危重病人的护理以及无创呼吸机的临床应用技术。

在核心、统计源期刊上发表文章（第一作者）6篇；参编著作3部，其中担任副主编1部；参研科研课题2项；获国家实用新型专利3项，参研发明专利1项；多次参与国家级、省级继续教育项目"呼吸与危重症讲习班、无创机械通气技术研讨班及慢性阻塞性肺疾病医院－社区一体化管理培训班"的筹建与授课工作，获得好评。

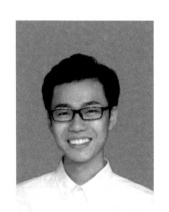

　　王聪　硕士，主管护师。从事呼吸专科护理和护理科研工作，兼任四川大学华西与临床医学院授课教师。四川省康复医学会呼吸专业委员会护理学组委员。

　　学术研究方向为内科护理与护理管理，熟练掌握护理专业理论知识与护理科研技能，擅长护理科研与创新。以负责人身份获校级科研项目1项；以第一作者身份在核心期刊发表文章6篇，在SCI/Medline期刊发表文章3篇；获国家实用新型专利2项。

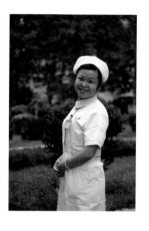

吴瑞明　主任护师，护士长。中华护理学会第二十七届理事会呼吸护理专业委员会委员；贵州省康复医学会护理专业常委；贵州省医学会呼吸病学分会护理学组组长；贵州省人民医院护士学校任课老师；2018年贵州省护士岗位技能竞赛临床护理专业评委。

从事临床护理工作近33年，具备扎实的护理专业理论知识，在内科常见疾病、急危重症病人护理、各种慢病管理及患者安全管理方面有丰富的经验，对护理信息化管理有较深的研究。曾荣获科研院级成果"三等奖"3项；以第一作者身份在省级以上刊物发表论文8篇，在国内核心学术期刊上发表学术论文4篇；主持贵州省科学技术厅科研项目一项；荣获2018年"贵州省百名优秀专科护士"称号。

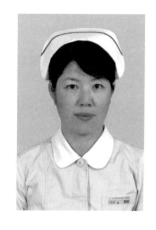

马春艳　主管护师，护士长。2014年在香港尤德夫人那打素医院学习、培训；2015年在四川大学华西医院呼吸科进修学习。以第一作者身份发表论文8篇。参与制订宁夏人民医院护理操作流程及并发症的预防及临床护理规范。宁夏人民医院伤口造口小组负责人。先后多次荣获"优秀工作者""优秀共产党员""青年岗位能手"等称号。

目 录

健康呼吸保健编

呼吸系统慢性疾病照护编

肺保健康——呼吸科专家的那些"肺"话

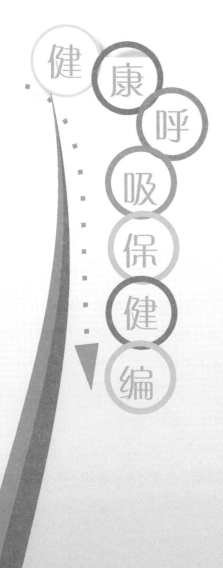

健康呼吸保健编

也许你从来不曾留意过自己的呼吸，因为那本来是件很自然、很平淡的事情；从婴儿呱呱坠地的那一刻开始，呼吸就与你朝夕相伴、息息相关。再强壮的双腿也有停留的时候，再敏捷的大脑也有打盹的时候，只有我们的肺不知疲倦，从不敢有稍稍的松懈，有片刻的休息。然而，它也有累的时候，尤其是还有数不清的"敌人"：细菌、病菌、烟雾、粉尘……我们的肺是第一道防线，它早就伤痕累累！关心你的肺，从现在开始还不算晚。

——刘春涛

第一章
呼吸的奥秘

随着我国经济水平的快速发展，生态环境的破坏也在加剧，肺作为我们最主要的呼吸器官，最易遭受空气污染的损害，此时此刻你的肺已经发出了危险警报。穹顶之下，如何去关爱你的肺，呼吸的秘密你又知道多少？

第一节　一呼一吸的秘密

呼吸是我们每时每刻都离不开的生命律动。这看似不经意的一呼一吸，却隐藏着激发生命的奥秘。

一、人体的呼吸系统是怎样的？

呼吸系统由上呼吸道（鼻、咽、喉）和下呼吸道（气管、支气管、肺泡）组成。其中上呼吸道是气体进入肺内的门户，具有加温、湿化、净化空气等功能，是人体的第一道防线。（见图1-1）

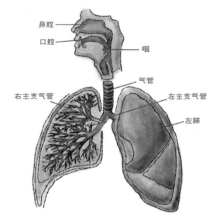

图 1-1　呼吸系统概观

二、肺部结构和功能是怎样的？

肺为呼吸的重要器官，位于胸腔内，在纵隔的两侧，由胸廓保护，分为左肺和右肺。每侧肺又由各级支气管、肺泡、血管及淋巴管等组成。（见图 1-2、1-3、1-4）

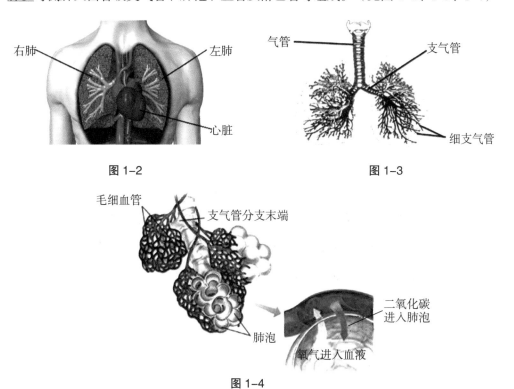

图 1-2

图 1-3

图 1-4

肺泡是肺的功能单位，是机体与外界进行气体交换的主要场所。吸气时氧气透过肺泡进入毛细血管，通过血液循环，输送到全身各个器官组织，供给各器官氧化过程所需；呼气时将机体各器官产生的二氧化碳排出体外。（见图1-5）

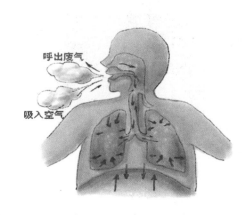

图1-5　胸腹式呼吸肌肉群原理

第二节　为呼吸道筑起多重防线

经济飞速发展带给我们物质享受的同时也导致了生态环境的破坏，面对频频拉响警报的空气污染，我们该如何畅享呼吸？

一、负氧离子与健康呼吸

负氧离子是空气中一种带负电荷的氧气离子，被誉为"空气维生素"，其进入呼吸道后，可使支气管平滑肌松弛，改善肺功能，对呼吸道疾病均有辅助功效，还可促进人体新陈代谢，预防流感，增强机体抗病能力。研究证明，原生态自然环境里的空气负氧离子浓度非常高，不但能高效降解室内空气中甲醛、苯、氨等化学污染物，中和空气中属于正离子的焦烟、"二手烟"、油烟，还能给人们带来弱碱性的健康环境。

长期居住在城市里的人应多去空气良好的公园、郊区田野、森林漫步。室内应保持空气流通，必要时使用空气净化器或加湿器。在使用空调的季节，不要为了贪图凉快或温暖而长时间将门窗紧闭。现代建筑的中央空调必须定期清洁除尘，保持室内空气新鲜。

二、健康"门户"，戒烟限酒

口鼻腔是呼吸系统的"门户"，应改掉拔鼻毛、挖鼻孔、不刷牙等不良习惯，经常用盐水和清水漱口，多饮水，保持口腔湿润度，雾霾天气停止户外运动，外出佩戴 PM2.5 防护口罩等都有助于"门户"的健康，将病原体拒之于门外。

香烟烟雾的长期刺激可导致呼吸道纤毛上皮受损、气道清除率低下、黏液分泌亢进，甚至气道闭塞，气体交换受限。儿童长期生活在被动吸烟的环境里，会引起肺功能降低，易患呼吸系统疾病。饮酒虽然不会直接损害呼吸道，但大量饮酒可降低肝脏的解毒能力，从而降低人体的免疫力。

三、食物滋润肺部

食物虽然不能够清除 PM2.5，但却能在一定程度上改善咽喉和呼吸道干、痒、痛等症状，起到清热、润燥、利咽的作用，有助滋润肺。生活中的常见食材如银耳、雪梨、百合、黑木耳、蘑菇、莲藕、山药等具有生津润肺、补脾养胃、补肺益肾等功效，饮食中可适当增加摄入。

四、接种流感疫苗、肺炎疫苗

（1）流感疫苗。用于预防流行性感冒，适用于任何可能感染流感病毒的健康人。每年在流感季节（春季 3 ~ 6 月，秋季 9 ~ 12 月）到来前 2 周接种流感疫苗，可减少接种者患流感的机会或减轻流感症状。

（2）肺炎疫苗。这是预防肺炎的有效方法，可以在全年任何时间接种，也可以与流感疫苗同时接种，接种后的保护期限一般为 5 年。我国为了进一步做好"三级预防"，针对 60 岁以上的老人只需要花费 10 元钱就可以在疾病预防控制中心或社区医院注射价值 300 元左右的肺炎疫苗。

第三节　呼吸操，养肺保健康

据相关研究统计，城市人口至少有一半以上的人呼吸方式不正确，典型的表现为：呼吸太短促，在吸入的新鲜空气尚未深入肺叶下端时，就匆匆呼气。这样的呼吸每次换气量少，使体内的二氧化碳累积，加之长时间脑力工作，容易导致脑部缺氧，出现头晕、乏力、嗜睡等办公室综合征。更值得警惕的是，很多办公环境的通风条件不太好，加之呼吸方法不正确，呼吸效率降低，从而加速呼吸器官及全身组织器官退行性改变。正确的呼吸方法或呼吸操可以增强肺功能，锻炼呼吸肌的肌力和耐力，改善气体交换，减轻精神压力和紧张情绪。

一、什么是呼吸操

呼吸操是指换气运动和身体运动，尤其是躯干和上肢运动组合在一起的运动，称为呼吸体操。

二、呼吸操适合的人群

（1）呼吸系统疾病。呼吸系统疾病包括慢性阻塞性肺疾病、哮喘、间质性肺疾病、肺源性心脏病等。

（2）呼吸肌无力。呼吸肌无力包括高位脊髓损伤、神经肌肉疾病。

（3）限制性通气障碍。限制性通气障碍包括严重驼背和脊柱损伤。

（4）老年人及长期卧床者。

（5）胸腹部手术前后。

（6）心血管疾病、冠心病、高血压病等。

（7）处于焦虑、紧张、应激状态的病人。

三、学会呼吸操，拒绝"呼吸病"

1. 鼻部保健操

鼻部保健操可通过手指的按摩作用机械地刺激鼻部血管，使其扩张，血流加快，供给鼻部的营养增多，从而增强鼻部抵抗力。

方法：头正颈直，两眼微闭，口微闭合，舌舔上腭，以鼻呼吸，缓慢均匀。先用右手食指指腹从鼻根部沿鼻梁上下轻轻按摩20次，再沿鼻子周围轻轻按摩20圈，然后用拇、食两指捏住鼻翼两侧上下移动20次，捏紧松开，再捏紧再松开20次，最后用手掌轻轻拍打鼻部20次，进行几次深呼吸运动（尽量扩胸收腹）。（见图1-6）

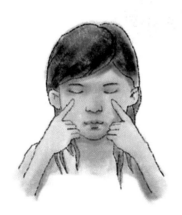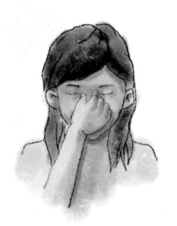

图1-6　鼻部保健操

鼻部保健操的注意事项：

（1）按摩前要将手洗净擦干；冬春季节手凉时两手互相搓热。

（2）按摩动作要轻巧、柔和，不可用力重压，以免损伤鼻黏膜。

（3）鼻部有疖肿、疮、出血时，不宜做鼻部按摩，以免加重病情。

（4）选择在空气新鲜的地方行保健操，时间以早晨为最好，并持之以恒。

2. 呼吸肌肉训练

方法：①取坐位或半坐卧位，全身放松，两手自然下垂或放于腹部，深吸慢呼。②取坐位，两手分别放在双膝部，身体前倾15°，双眼凝视脚尖，深吸慢呼。用鼻子吸气，用口呼气。呼气时间是吸气时间的2~3倍。（图1-7）

每天坚持锻炼可有效增加膈肌、腹肌和胸部肌肉的活动度，增大肺容量，促进肺泡残气排出，从而改善肺通气功能。

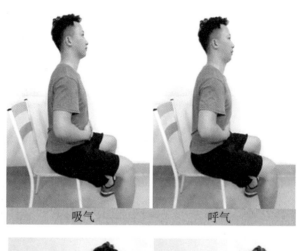

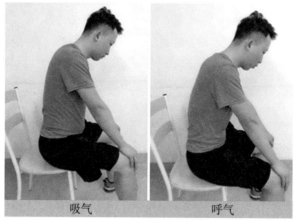

图1-7　呼吸肌肉锻炼

3. 全身呼吸操

全身性的呼吸体操锻炼，即腹式呼吸和扩胸、弯腰、下蹲等动作结合在一起，起到进一步改善肺功能和增强体力的作用。呼吸操要领十个字：深吸气、慢呼气、

腹式呼吸。（图1-8）

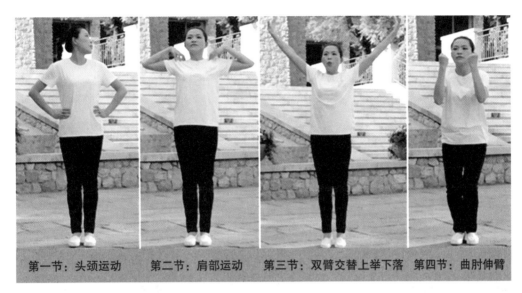

第一节：头颈运动　　第二节：肩部运动　　第三节：双臂交替上举下落　　第四节：曲肘伸臂

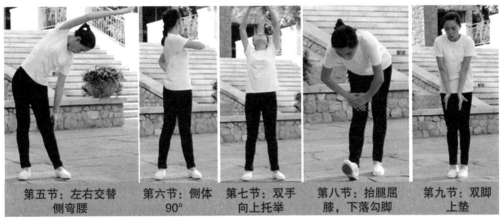

第五节：左右交替　　第六节：侧体　　第七节：双手　　第八节：抬腿屈　　第九节：双脚
　　侧弯腰　　　　　　90°　　　　　向上托举　　　膝，下落勾脚　　　　上垫

图1-8　呼吸康复操

注意事项：

（1）带氧锻炼。如果需要常规吸氧，可带氧运动，延长吸氧管，方便患者在家中活动，或使用便携式蓄电制氧机或氧气罐，能让患者外出活动。

（2）活动过程中如感不适，要暂停运动。如出现气喘、气促加重等症状，应暂停运动；如果出现无法缓解的气促、心跳加快或不规律、头晕眼花等症状，要立即到医院就诊。

4. 八段锦

八段锦是中国传统健身气功，为国之瑰宝，起源于北宋，其动作简单易行，功效显著，可以强身健体，增强抵抗力，防治多种疾病。（图1-9）

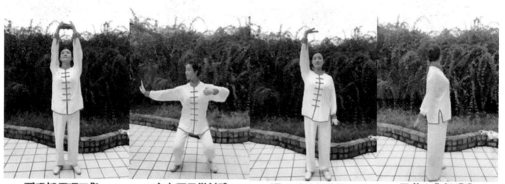

两手托天理三焦　　左右开弓似射雕　　调理脾胃须单举　　五劳七伤望后瞧

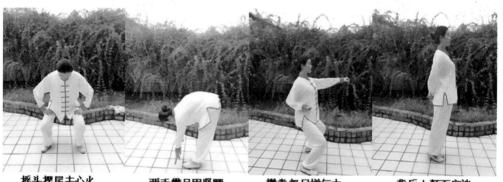

摇头摆尾去心火　　两手攀足固肾腰　　攒拳怒目增气力　　背后七颠百病消

图1-9　八段锦

其中，八段锦中采用的呼吸方法（内养功呼吸法）可使呼吸深长，增加肺活量，有利于氧气和二氧化碳的交换。同时，八段锦练习能使心肌收缩力增强，搏血量增多,缓解心脏的压力;能有效地改善血管的弹性状况,提高肺循环功能,增加血容量,改善血液的浓度和流动速度;对于改善和提高老年人的呼吸肌肌力有着积极意义。

参考文献

[1] 李为民,刘伦旭.呼吸系统疾病基础与临床 [M].北京:人民卫生出版社,2017.

[2] 吴小玲,金洪.畅呼吸临床实用指南 [M].成都:四川科学技术出版社,2014.

[3] 邓艳芳,陈锦秀.八段锦单举式对慢性阻塞性肺疾病患者康复效果的影响 [J].中华护理杂志,2015,50(12):1458-1463.

第二章
四面"霾"伏，
怎样"森"呼吸

常言道"秋冬毒雾杀人刀"，这里所说的"杀人刀"就是我们所知的雾霾。雾霾为何如此危险？今天让我们一起来揭开雾霾天气的神秘面纱。雾霾是对大气中各种悬浮颗粒物含量超标的笼统表述，尤其是 PM2.5（空气动力学当量直径小于等于 2.5 微米的颗粒物，相当于人类头发的 1/10 大小，不易被阻挡）被认为是造成雾霾天气的"元凶"。雾霾天气是一种大气污染状态，中国不少地区把阴霾天气现象并入雾一起作为灾害性天气预警预报，统称为"雾霾天气"。

《全球空气状况 2018》显示，全球每年约 410 万人死于 PM2.5 引发的相关疾病，其中，中国每年约有 105 万人，占总数的 26%。

第一节　雾霾——呼吸之痛

一、对呼吸系统的影响

雾霾的组成成分非常复杂，包括数百种大气化学颗粒物质。其中有害健康的主要是直径小于 10 微米的气溶胶粒子，如矿物颗粒物、海盐、硫酸盐、硝酸盐、有机气溶胶粒子、燃料和汽车废气等，它们能直接进入并黏附在人体呼吸道和肺泡中，引起急性上呼吸道感染、急性支气管炎及肺炎、哮喘发作，诱发或加重慢性支气管炎等。对于支气管哮喘、慢性支气管炎、慢性阻塞性肺疾病等慢性呼吸系统疾病患者，雾霾天气可导致病情急性发作或急性加重，如果长期处于这种环境还会诱发肺癌。此外，雾霾对于小朋友的呼吸道也存在一定的危害，因为他们的鼻子、气管、支气管黏膜比较娇嫩，且肺泡数量较少，弹力纤维发育较差，间质发育旺盛，更易受到雾霾的侵袭。

二、对心血管系统的影响

雾霾天对人体心脑血管疾病的影响也很严重，会阻碍正常的血液循环，导致心血管病、高血压、冠心病、脑溢血，还可能诱发心绞痛、心肌梗死、心力衰竭等。霾中有大量的有害悬浮微粒，被人体吸入后，会刺激人体的神经系统，尤其会引起迷走神经兴奋，造成心脏神经的紊乱，对心衰的病人还会造成气急，透不过气来。同时，雾霾通过肺吸入以后，会进入血管，损伤血管内皮。目前，雾霾已经成为引发冠心病等心血管疾病的高危因素。

三、对心理健康的影响

由于光线较弱及较低的大气压，阴沉的雾霾天气容易使人情绪低落，产生悲观情绪。雾霾天给人造成沉闷、压抑的感受，会刺激或者加剧心理抑郁的状态。

四、传染病增多

雾霾天气还可导致近地层紫外线的减弱，使空气中的传染性病菌的活性增强。

五、不利于儿童成长

由于雾霾天日照减少，儿童紫外线照射不足，体内维生素 D 合成不足，对钙的吸收大大减少。长期处于雾霾天气，还有引起婴儿佝偻病、儿童生长减慢的危险。

第二节　"森"呼吸，顺畅可及

一、避免雾霾天气时晨练

许多人有晨练的习惯，并且常年坚持，风雨无阻。但是，在这里我们要告诉大家，雾霾天气来袭，一定是躲为上计，停止室外晨练。这是因为在晨练时，人体需要的氧气量增加，呼吸会逐渐加深，而随着呼吸的加深，空气中的有害物质更容易被吸入呼吸道，这种情况下，不但不能增强体质，反而会危害健康。最好在太阳出来后再晨练，因为大雾遇到太阳会在很短的时间内消散。如果雾霾天太阳一直不露面，取消一次锻炼计划也是可行的，也可以改为室内锻炼。从太阳出来的时间推算，冬天室外锻炼比较好的时间段是上午 9 点以后。

二、减少外出，口罩防护

当遇到雾霾天气时，要尽量减少外出。必须外出时，可参考气象部门发布的空气质量情况，在出现霾黄色、橙色预警或 PM2.5 指数较高时，应选择 N95 口罩进行防护。大家一定要注意，不是所有口罩都可以防 PM2.5。比如：纱布口罩，其过滤效率低，对 PM2.5 几乎没有阻隔作用；活性炭口罩，其活性炭可以减除一些异味，但并未明显增加对颗粒物的防护效果；医用口罩，分医用一次性口罩和 N95 口罩，相比而言，N95 口罩的防霾效果更加理想。为了保证防护效果，请注意，N95 口罩佩戴 4 小时后需要更换。

三、进入室内必做三件事

做好预防，推荐进门做三件事：洗脸、漱口、清理鼻腔。洗脸最好选用温水，可以将附着在皮肤上的阴霾颗粒有效清洁干净。漱口的目的是清除附着在口腔内的脏东西、有害物质。最关键的是清理鼻腔。清理鼻腔时，一定要轻轻吸水，避免呛咳。家长在给儿童清理鼻腔时，可以用干净棉签蘸水，反复轻柔清洗。

四、慢性呼吸道疾病患者如何度过雾霾天

老年人要保持生活规律，多饮水，避免过度劳累。对于慢性呼吸疾病患者，雾霾天就像是雪上加霜。特别在冬季持续低温的雾霾天气，应该警惕呼吸系统疾病的加重，一旦出现不适症状，要立即就医。同时需注意调节情绪，因为雾霾天日照不足，空气潮湿阴冷，光线较弱，气压较低，人体分泌的松果体素较多，甲状腺素、肾上腺素的分泌相对降低，人体神经细胞也因此变得不活跃，整个人无精打采。心理脆弱、患有心理障碍的人在这种天气里会感觉心情异常沉重、精神紧张、情绪低落。因此这类人群在雾霾天要注意情绪调节，可以听音乐，看一些喜剧类电视剧或听听相声等，以此放松心情。

五、加强居家自我管理

慢性呼吸疾病患者需坚持按时服药，定期到呼吸专科门诊随访，同时要加强居家自我病情监测，如有不适，及时就医。
在冬季雾霾天气里要注意防护，这在一定程度上可以帮助减少疾病加重的风险，改善患者的生活质量。如果病情一旦出现变化，"早就医，早诊断，早治疗"

是永远不变的准则。

第三节　对抗雾霾的饮食之道

一、适量补充维生素 D

秋冬季节雾霾多、日照少，由于紫外线照射不足，人体内维生素 D 生成不足。有些人还会产生精神懒散、情绪低落等现象，必要时可补充一些维生素 D。含维生素 D 的食物有三文鱼、虾、牛奶、鸡蛋等。

二、饮食清淡多喝水

雾霾天宜选择清淡易消化且富含维生素的食物，多饮水，多吃新鲜蔬菜和水果，这样不仅可补充各种维生素和无机盐，还能起到润肺除燥、祛痰止咳、健脾补肾的作用。少吃刺激性食物，多吃梨、枇杷、橙子、橘子等清肺的水果，或菠萝、木瓜、苹果等化痰的水果。

三、多喝清肺润肺的茶

罗汉果茶可以防治雾霾天吸入污浊空气引起的咽部瘙痒，有润肺的良好功效，尤其是午后喝效果更好。因为清晨的雾霾最浓，中午逐渐散去，人们在上午吸入的灰尘杂质比较多，午后喝有及时清肺的效果。

四、肺部排毒

萝卜是肺脏的排毒食品。在中医医学中，大肠和肺脏的关系最密切，肺排出毒素程度取决于大肠是否通畅。萝卜能帮助大肠排泄宿便，生吃或拌成凉菜都可以。此外，肺脏向来不喜欢燥气，在燥的情况下容易导致毒素积累。蘑菇、百合有很好的养肺滋阴的功效，可以帮肺脏抗击毒素，食用时加工时间不要过长，否则百合中的汁液会减少，防毒效果要大打折扣。

俗语云："民以食为天"。食物作为我们生命代谢不可或缺的必备品，对我们的健康具有重要的作用。我们应合理规律饮食，同时可以通过简单的食疗对抗雾霾。

参考文献

[1] 郎铁柱. 雾霾、空气污染与人体健康 [M]. 天津：天津大学出版社, 2015.

[2] 李海斌，罗翼新，宋承谕，等. 雾霾天气空气污染对机体呼吸系统的急性损伤效应研究 [J]. 中华预防医学杂志, 2015（4）:392–394.

[3] 范志红. 加强膳食营养可降低雾霾危害 [J]. 食品工业科技, 2015, 36（9）:14–15.

[4] 徐东群. 雾霾与健康知识问答 [M]. 北京：化学工业出版社, 2013.

第三章 已受"霾"毒，莫再受"烟"害

呼吸是人体维持生命活动每时每刻都在进行的一项运动。然而随着社会经济的发展，空气污染程度加重，维持我们呼吸的关键器官——肺，正受到越来越多的伤害。慢性呼吸道疾病的发生、发展、加重与肺对雾霾、汽车尾气、香烟烟雾等有害颗粒或气体的异常炎症反应有关。据统计，全球每年约有 650 万人因空气污染致死，占全球每年死亡总人数的 5%，而雾霾是造成空气污染的主要原因。如今，我们的肺已受"霾"毒至深，切莫再受"烟"害了。

第一节　香烟那些事儿

香烟的那些事儿你知道吗？那么我们今天就一起来聊聊香烟吧。香烟的烟雾中含有 4 000 多种化学物质。其中，已有 400 多种被确认为对人体有害，约 60 种为致癌物质或协同致癌物质。

一、香烟的演变

香烟的重要组成是烟草，烟草是土生土长于南美洲的一种植物，其叶子可用来咀嚼或做成卷烟来吸。最早享用烟草的是美洲的印第安人。烟草后来演变成今天的香烟。其制法是把烟草烤干后切丝，然后以纸卷成筒条状。吸烟时把其中一端点燃，然后口吸另一端。

二、烟的有害成分

1. 尼古丁

烟碱俗名尼古丁，是一种存在于茄科植物（茄属）中的生物碱，也是烟草的重要成分。尼古丁会使人上瘾或产生依赖性（最难戒除的毒瘾之一），人们通常难以克制自己，重复使用尼古丁会增加心跳速度，升高血压，降低食欲。大剂量的尼古丁会引起恶心及呕吐，严重时导致死亡。

2. 烟焦油

烟焦油是指香烟烟嘴内积存的一层棕色油腻物，俗称烟油。烟焦油中含有致癌物质和促癌物质，能直接刺激气管、支气管黏膜，使其分泌物增多、纤毛运动受抑制，造成气管、支气管炎症；烟焦油被吸入肺后，产生酵素，使肺泡壁受损，失去弹性、膨胀、破裂，形成肺气肿；烟焦油黏附在咽、喉、气管、支气管黏膜表面，积存过多、时间过久可诱发细胞异常增生，形成癌症。

3. 苯并芘

苯并芘是一种常见的高活性间接致癌物，吸入肺部的比率较高，其经呼吸道吸入肺部，进入肺泡甚至血液，导致肺癌和心血管疾病的产生。

4. 重金属

香烟中的重金属种类较多，危害比较重的有镉（Cd）、铬（Cr）、砷（As）、铅（Pb）等。它们会刺激人的皮肤、黏膜、消化道，长时间积累会引起慢性中毒，导致肾功能损害以及破坏代谢系统等。

三、吸烟的危害

众所周知吸烟有害健康。数据显示，20 世纪一共有 1 亿人死于烟草制品，死于烟草的总人口数量超过了战争。如果照此趋势发展，21 世纪将有 10 亿人死于烟草。吸烟已经成为成年人可避免死亡原因中最大的一个，其危害程度超过了酗酒和不良饮食习惯。

1. 吸烟减少寿命

提到吸烟的危害，我们不得不谈的就是对寿命的影响。根据调查显示，平均每吸一支烟会缩短 11 分钟的寿命，当然这个数字不一定准确，但是可以肯定的是，不吸烟者比吸烟者要长寿。

2. 吸烟影响睡眠质量

根据一项国际最新调查表明，吸烟的人睡眠时间比不吸烟的人要少，并且睡眠质量也较差，其中尼古丁是影响睡眠的罪魁祸首。睡眠质量差不仅会使人在清醒后精神状态差、工作效率减低，还会产生肥胖、糖尿病、心脏病等健康问题。

3. 吸烟影响生育功能

研究表明长期吸烟者的精子受精能力较不吸烟者下降 75%。罪魁祸首仍然是香烟中的尼古丁，因为精子可以识别尼古丁，并对它产生反应。长期吸烟使得精子中尼古丁受体超载，从而使受精的能力下降。

4. 吸烟增加流产危险

孕妇吸烟不仅危害自己的健康，同时还可能对胎儿造成伤害。香烟中所含的烟碱和尼古丁会造成全身血管病变，子宫血管因此受累。吸烟使怀孕早期容易发生流产，而到中期则易发生怀孕期间最危险的并发症之一，即妊高症。

5. 吸烟导致肺部疾病

吸烟是慢性支气管炎、肺气肿和慢性气道阻塞的主要诱因之一。吸烟可引起中央性及外周性气道、肺泡及毛细血管结构及功能发生改变，同时对肺的免疫系统产生影响，导致肺部疾病的发生。

6. 吸烟诱发心血管疾病

吸烟不仅会诱发肺部疾病，同时也会诱发心血管疾病。研究表明吸烟者的冠心病、高血压病、脑血管病及周围血管病的发病率明显高于不吸烟者，吸烟促发心血管疾病的发病机理则主要是吸烟使血管内皮功能紊乱，血栓生成增加，炎症反应加强。

7. 吸烟导致骨质疏松

吸根烟难道还会骨质疏松？很多吸烟者可能会产生如此疑问。吸烟确实能够导致骨质疏松，其原理是烟草中的尼古丁可影响钙的吸收，烟碱会抑制成骨细胞、刺激破骨细胞的活性等。其他暂且不说，单单是钙吸收下降就会让一部分骨钙释放入血以维持正常的血钙水平，如此就会使骨密度降低，引发骨质疏松。

8. 吸烟致癌

吸烟致癌已经是一件公认的事实，吸烟者患肺癌的危险性是不吸烟者的 13 倍。同时，吸烟与唇癌、舌癌、口腔癌、食道癌、胃癌、结肠癌、胰腺癌、肾癌和子宫颈癌的发生都有一定关系。研究表明烟雾中的致癌物质还能通过胎盘影响胎儿，致使其子代的癌症发病率显著增高。

9. 其他

烟草燃烧时释放出的有毒物质进入人体后，不仅损害心脏和肺以及消耗体内的维生素 C，而且影响皮肤健康。它像阳光的曝晒一样，能导致弹性硬蛋白和弹性纤维变粗或断裂。另外，吸烟还会减少皮肤的氧气供应，影响皮肤主要成分——胶原的形成并导致皮肤干燥。这一切都加剧了皱纹的出现。对女烟民来说，还会影响雌性激素的分泌。

我们了解了香烟的前世今生及危害，那么，为了保持健康的身体和美丽的容颜，请远离香烟吧！

第二节 被烟熏的肺

吸烟时，呼吸系统直接暴露于香烟烟雾，受吸烟的危害最大。吸烟者患慢性气管炎的发病率较不吸烟者高 2~4 倍。吸烟是导致肺癌、慢性支气管炎、肺气肿和慢性气道阻塞的主要因素之一。

吸烟为什么会对呼吸系统造成如此恶劣的影响呢？吸烟后呼吸道的急性反应是气道收缩、狭窄，长此以往，将引起气道闭塞，换气受限。吸烟还可引起呼吸道过敏性变化，随着吸烟量的增多，呼吸道过敏性也随之亢进，导致过敏性疾病的发生。此外，吸烟还会导致吸烟者的碳氧血红蛋白增加，动脉血氧饱和度下降，纤毛运动抑制，气道的清除率低下，酸碱代谢异常，免疫机能变化等。

1. 吸烟与肺癌

吸烟是肺癌的重要危险因子。据报道，80% 以上的肺癌病人有吸烟史。流行病学调查显示吸烟量与肺癌死亡率之间有明显的剂量—反应关系。每日吸烟次数多、吸烟时间长、吸烟指数高的吸烟者，其肺癌死亡的危险度也高；吸烟开始年龄越早，肺癌的危险度也越高。目前，我国肺癌的死亡率已由 20 世纪 70 年代位于癌症死亡率的第四位攀升为第一位。

2. 吸烟与慢性阻塞性肺疾病

慢性阻塞性肺疾病是以多年的渐进型慢性通气受限为主要特征的疾病。流行病学研究显示吸烟引起的呼吸功能障碍随着年龄的增加而加重，呼吸功能会随着年龄的增加而降低。吸烟将大大加快呼吸功能降低的速度，使呼吸功能迅速降低至警戒线之下。

3. 吸烟与其他呼吸系统疾病

（1）吸烟作为哮喘发作的诱因，也是支气管哮喘的恶化因子。

（2）自发性气胸的发病，吸烟者较多，戒烟后复发率降低。

（3）特发性间质性肺炎在男性吸烟者群体中发病较多，而合并肺癌的病人几乎都是吸烟者。

（4）睡眠性呼吸暂停综合征对日常生活的障碍较大。吸烟者的睡眠性呼吸暂停综合征的发病率较不吸烟者明显提高。

有的人会说，烟对人体的伤害太大了，我不抽烟就好了。然而，即使你不抽烟，在我们日常生活、工作的周围环境里，肺也有可能被烟熏。吸烟可分为主动吸烟和被动吸烟，主动吸烟者会伤害他们周围的人，特别是婴幼儿。吸烟时，烟卷经燃烧散发的烟雾可分为主流烟雾和支流烟雾两种。被动吸烟者主要吸入的是支流烟雾，而主动吸烟者吸入的主流烟雾在体内被吸收的仅占 70%，还有 30% 又呼出体外，混入支流烟雾中。被动吸烟者吸入的支流烟雾成分从定性上来讲与主流烟雾基本相同，但在数量上却有所差别，其有害成分比主流烟雾高。由此可见，被动吸烟不仅将遭受到与主动吸烟相同的危害，而且被动吸烟是不设防的，对健康的损害会更严重。

有关被动吸烟的研究最早可以追溯到 20 世纪 60 年代初。美国的流行病学者在死因队列研究中调查了人群中被动吸烟的情况。被动吸烟者处于环境烟气中的眼、鼻、喉受到刺激，引起咳嗽。被动吸烟对于家庭中的老年人和儿童的呼吸道系统影响更大，表现为被动吸烟可使呼吸道上的细胞退化，肺部变得易渗透，为毒素、污染物和微生物的侵袭提供方便。吸烟是肺癌的重要致病因素之一，而被动吸入烟雾也是人类致癌的一个原因，使健康的不吸烟者患肺癌的风险大大增加。

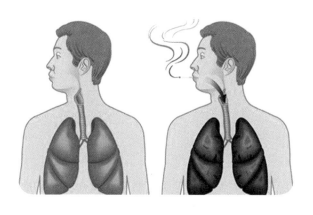

图 3-1　吸烟对肺的影响

说到这里，你是不是感觉有点可怕呢？是的，吸烟和被动吸烟对我们身体健康的影响是非常大的（图 3-1），所以为了健康请你远离香烟和烟熏的环境。

第三节 深陷"烟井"，如何自救

大家都知道吸烟或可导致死亡，戒烟可使每一位吸烟者受益。一项调查显示美国有超过 19% 的烟民有戒烟意愿并愿意为之付出努力。然而，大部分烟民都半途而废，其中有三分之二的烟民没有尝试戒烟治疗就放弃了。我们要认识到吸烟成瘾不是一种行为习惯而是一种慢性疾病，需要进行反复干预及多次戒烟尝试。

一、掉入"烟井"

人从出生开始，当脐带被剪断的那一瞬间就有了自己的第一次呼吸。婴幼儿时期的我们是被爱护的，"烟井"离我们很远，随着我们能够自由行走，呼吸到了不同质量的空气，那时的我们无法选择，徘徊在"井"口。进入成年，我们开始探索未知的东西，尝试各种新鲜的事物，我们想知道"井"中的东西是何种味道，于是我们开始学习、感受、模仿，殊不知我们已经在一步一步地走进深渊。当身体发出危险信号时，我们意识到爬出来的好处，也做着改变的姿态，然而当痛过后，我们又义无反顾地步入了"烟井"。直到有一天，呼吸都变成"奢望"了，我们开始反思、懊恼，想尽一切办法走出来，努力感受生命的呼吸。

二、清理你的肺

当呼吸拉响警报，你是否关心你的肺？是否愿意清理你的肺？这里有一些戒烟的小窍门供大家参考。

1. 认知疗法

吸烟者要充分认识吸烟对自己及他人的危害，树立起戒烟的决心和信心，不要认为自己抽烟历史较长而戒不掉，一定要相信：我一定行，我一定会戒掉。有了自信这一强大的精神力量，戒烟才会成功。

2. 控制环境

许多人吸烟往往把一定的生活、环境、情绪状态联系在一起，因此可以设法避免这些因素的影响。例如，在写作或思考问题时喜欢抽烟的人，应当有意识地在身边少放烟，或放点瓜子、糖果之类的东西来替代；饭后刷牙或漱口，穿干净没烟味的衣服；用钢笔或铅笔取代手持香烟的习惯动作；避免到酒吧和参加宴会，避免与烟瘾重的人在一起。同时，戒烟期间应少吃肉，因肉类所含的嘌呤物质会刺激人想吸烟；戒烟期间不要吃辣椒、芥末、醋、番茄酱、酸菜、甜腻食品和加了香料的食品，因为这些食物可刺激吸烟的欲望，自己本身是觉察不出来的；戒烟的同时，也要戒咖啡和酒。

3. 系统戒烟

要求戒烟者很快将烟完全戒掉是比较困难的，特别对烟瘾大的人说更不现实，因此，应采取逐步戒烟的方法。抽烟成瘾者往往是在下意识状态下抽烟的，所以在戒烟前要制订一个戒烟计划，计算好每天吸烟的支数，每支烟吸多长时间，将下意识抽烟习惯转变为有意识地抽烟。在戒烟过程中要逐步减少每天吸烟的支数，逐步延长吸烟的间隔时间，如两天减少一支烟，一天减少一支烟，半天减少一支烟，这样不断递减；一小时抽一支烟，两小时抽一支烟，半天抽一支烟，间隔时间不断递增，最后达到戒烟的目的。

4. 家庭治疗

在整个戒烟过程中家庭成员的作用也是不可或缺的。家庭成员应随时提醒戒烟者吸烟的危害，让他了解烟雾缭绕的家庭居室环境的不舒适，还可帮助戒烟者制订戒烟计划并监督其执行。

5. 药物疗法

药物疗法辅助戒烟可缓解尼古丁戒断综合征。《美国公共卫生指南》公布了7种能够有效增加长期戒烟效果的一线临床戒烟用药，包括5种尼古丁替代疗法的戒烟药（尼古丁咀嚼胶、尼古丁吸入剂、尼古丁口含片、尼古丁鼻喷剂和尼古丁贴剂）和 2 种非尼古丁类戒烟药（盐酸安非他酮缓释片和伐尼克兰）。使用任一种一线药物的戒烟者的长期戒断成功率均会提高一倍。该指南还推荐了两种二线戒烟药物，它们是可乐定和去甲替林。

参考文献

[1] 刘志强, 何斐, 蔡琳. 吸烟、被动吸烟与肺癌发病风险的病例对照研究 [J]. 中华疾病控制杂志, 2015, 19（2）:145–149.

[2] 吴超群, 吕筠, 李立明. 体力活动、膳食和吸烟行为的环境影响因素 [J]. 中华疾病控制杂志, 2013, 17（5）:442–446.

[3] 林沛茹, 何雯霏, 张颖, 等. 吸烟者戒烟的影响因素分析 [J]. 实用医学杂志, 2013, 29（9）:1467–1470.

[4] Mozaffarian D, Afshin A, Benowitz N L, et al. Population approaches to improve diet, physical activity, and smoking habits: a scientific statement from the American Heart Association[J]. Circulation, 2012, 126（12）:1514–63.

第四章

特殊人群的呼吸保卫战

第一节 地下"卫士"的呼吸防身术

煤矿工人是城市建设中的地下"卫士"。他们的工作主要就是在井下回采、掘进、运输及提升。他们长期处于生产性粉尘浓度较高的环境，加之过于疲劳、营养状况较差、身体抵抗力下降等不良因素的影响，常常引起尘肺、肺结核、肺气肿、尘源性支气管炎、慢性阻塞性肺部疾患等多种呼吸系统疾病。其中，尘肺病是由于长期吸入大量生产性粉尘，并在肺内储留而引起以肺组织弥漫性纤维化为主的全身性疾病，其临床表现为胸闷、胸痛、气短、咳嗽、咳痰、心悸、呼吸困难、呼吸功能下降，合并肺部感染，并不断加重，最后死于呼吸衰竭或其他并发症。另外，尘肺病人并发肺结核的概率大大增加，从而使原有的病情加速恶化。目前肺结核已成为煤矿工人高发的传染性疾病之一。

因此，每一个服务于城市建设的地下"卫士"在工作时也应注意以下的防护措施：

一、改革生产工艺，减少作业场所中的矿尘浓度

尘肺虽不可治愈，但百分之百可以预防。企业在煤炭开采过程中多使用湿式掘岩、水炮泥、放炮喷雾、煤层注水、采煤机内外喷雾、冲刷岩帮、净化通风等综合防尘措施，最终使作业场所生产粉尘的浓度得到有效控制。

此外，还应增加或改进通风排尘（毒）设施，研制低毒焊条，并加强个人防护。在固定的作业场所应安装通风除尘设施；在密闭容器或通风不良的环境作业，必须要有人监护，有通风换气和急救措施；个人防护除使用防护面罩外，还应戴上防尘口罩、手套，穿好工作服，尽量不暴露皮肤，下班后应洗澡、更衣；注意不在作业时吸烟、进食等，防止锰中毒及尘肺的发生。

二、合理膳食，增强机体免疫力

长期处于生产性高浓度粉尘环境中，会导致人体内的过氧化产物增多以及相关酶（例如超氧歧化酶、谷胱甘肽过氧化物酶、过氧化氢酶等）的活性升高，因此需要及时清除体内的过氧化产物，并补充一些非酶类的抗氧化物质，如维生素 C、维生素 A、维生素 E、胡萝卜素等以及目前较公认的具有抗氧化作用的微量元素锌、硒等。锌、硒等能够增强体内过氧化物酶、超氧化酶等的活性，促进对体内的过氧化物的清除。维生素 E 有清除自由基阻断脂质过氧化、增强谷胱甘肽过氧化酶和过氧化氢酶的活性的作用；维生素 C 为水溶性抗氧化剂，能抑制细胞外的自由基反应。

缺氧严重者在进食时及进食后应吸氧。要注意选择高蛋白、高维生素、清淡易消化的食物，如瘦肉、豆腐、蛋、鱼、新鲜蔬菜、水果等；多汗或服用利尿剂

时可选用含钾高的食品，如核桃汁、鲜蘑菇等；尿少水肿者，应限制水、盐的摄入。

三、坚持进行定期体检

定期进行胸部影像学检查（包括 X 线或 CT），可早期发现尘肺。这既是对企业负责的体现，也是对自身负责的表现。此外，企业要按照国家要求，及时为劳动者缴纳工伤社会保险；对已患职业病的人员，要按照规定，让他们尽可能接受正规的治疗，减轻痛苦，提高生活质量；如果企业不对离岗者进行体检，将来离岗者一旦患上职业病，企业仍然要承担责任。

针对从事水泥、石棉或者修路等高粉尘作业人员，也应该制定定期进行体检的规定。在保证预防为首要的前提下，最大限度地控制相关职业病的发生或发展。

总之，重点在于加强个人防护，只有持之以恒，才能控制职业危害的发生。

第二节 建筑"美容师"的呼吸之痛

一、挥发性有机物是装修污染的罪魁祸首

房屋装修人群从事与涂刷涂料密切相关的工作。建筑材料和装修材料是室内空气污染的主要来源，如化纤地毯、纯毛地毯、地毯胶垫、装饰或家具用人造板、细木工板、胶合板、复合地板、软木、家具涂层的树脂油漆、涂料漆等都会散发挥发性有机物（volatile organic compounds，VOCs），主要包括苯系物、甲醛、乙醛、噻唑苯、脂肪酸、丙烯酸盐、异氰酸盐、苯乙烯酸、萜烯等。房屋装修工作

绝大部分是在室内进行的，空气流通速度较慢，挥发性有机物弥漫于室内，直接威胁装修工人的身体健康。

二、采取有效措施来控制和消除挥发性有机物污染

控制甲醛释放最简单的方法就是使用环保型油漆，现在大多数品牌油漆生产厂家已经大幅度降低了其产品中的甲醛含量。使用这些低释放油漆能够减少对室内空气的污染和装修工人的刺激。

水漆是以水为稀释剂调配而成的漆，从而杜绝了有机溶剂的排放，无毒无味、即刷即住。由于不需要特别的劳动保护，不会造成任何的身体损害，具有硬度高、不变黄、耐水、耐热、手感好、附着力强、耐候性好等优点的水漆已逐渐取代传统溶剂型油漆。

第三节　厨房里的隐形杀手

近年来就诊的肺癌病人中，女性的比例越来越高。女性大多没有抽烟行为，为何肺癌发生率不断升高？原来厨房中的高油烟是导致女性患肺癌的一大因素。据统计，超过 60% 的女性患者长期接触厨房油烟，32% 的女性肺癌患者喜欢用高温煎炸食物，同时在烹饪时关闭厨房门窗。厨房油烟的增加可使肺癌发生的风险增至 1.4~3.8 倍。其实当食用油烧至 150℃时，其中的甘油就会生成油烟的主要成分丙烯醛，它具有强烈的辛辣味，对鼻、眼、咽喉黏膜有较强的刺激。厨房油烟中还含有一种被称为苯并芘的致癌物，苯并芘可导致人体细胞染色体的损伤，长期吸入可诱发肺脏组织癌变。

目前大多数抽油烟机的效能范围仅在油烟机下方 45 厘米，未在效能范围内的油烟散发的有毒油烟量是一根香烟的 1 000 倍，而每天在这种环境中吸收的有毒油烟比在 1 小时内抽两包烟的量还多。炒肉类所产生的油烟萃取物中主要致癌物是硝

基多环芳香精，家庭主妇在厨房里准备一餐的时间所吸入的硝基多环芳香精是室外新鲜空气的 100 倍以上。菜籽油、豆油加热到 270 ℃ ～ 280 ℃时产生的油雾凝聚物可以导致细胞染色体损伤，这被认为和癌症的发生有关。

一、厨房油烟的危害

1. 厨房油烟暴露增加 1.4 ～ 3.8 倍的肺癌风险

在中国，烹饪时边炒边搅拌和高温煎炒的现象非常普遍。粗制的菜籽油、大豆油以及玉米油产生的高温油烟所含的挥发性物质氧化后成为热解物，高温油烟中的苯并芘、丁二烯、苯酚等都已被证实为致突变物和致癌物。据统计，厨房油烟的暴露会增加 1.4~3.8 倍的肺癌风险。

2. 烹调中不使用排风装置，增加肺癌风险为 3.2 ～ 12.2 倍

我国台湾的一项研究数据表明，烹调中不使用排风装置会增加患肺癌风险 3.2~12.2 倍。英国的一项研究报告也表明，在通风系统差、燃烧效能极低的灶具上做饭，对健康造成的损害相当于每天吸两包烟，这种情况每年在全球范围内会导致 160 万人死亡。这项报告还指出厨房油烟可导致肺癌、肺炎及其他呼吸道疾病，可能引起的疾病还包括哮喘、白内障等。据世界卫生组织调查，中国妇女大部分不吸烟，但却是肺癌的高发人群，原因即在于此。不仅如此，油烟还会使皮肤长色斑、易衰老。油烟附在皮肤上，会影响皮肤的正常呼吸，导致皮肤表皮因子和血管生长因子及细胞活性功能下降，久而久之，皮肤就会变得松弛无弹性、布满皱纹、灰暗又粗糙。

3. 厨房连着卧室大大增加患肺癌风险

调查表明有 25% 的女性肺癌患者的家庭中厨房连着卧室，冬天炒菜时也很少打开窗户。高温油烟久久不散，甚至睡觉时也在吸入。有毒烟雾长期刺激眼和咽喉，严重损伤了呼吸系统的细胞组织。

二、预防及建议

1. 戴口罩

戴口罩能初步达到保护的目的，在一定程度上缓解油烟直接进入体内。

2. 炒菜方式

使用新油炒菜，不要用煎炸过或曾经加热过的油炒菜；不要选择爆炒、煎炸及过油、过火的炒菜方式。各种烹调方式所需的油温有区别，爆炒需要将近300℃的温度，这个温度必然会让锅中的油大量冒烟。那些锅里着火的操作更会让油温超过300℃，已经达到了产生大量苯并芘致癌物的温度。另外，煎炸、过油等方式也不可避免地带来油脂的重复利用，从而增加油烟的产生。

3. 加强厨房通风

推广使用液化气或煤气炉子，使用抽油烟机、排气罩、排气扇，加强卫生条件的改进，最大限度地保证空气洁净和卫生。在开火的同时开抽油烟机，等炒菜完成后继续开5分钟再关上。燃气燃烧时本身就会产生多种废气，应该及时抽走，烹调时等到油烟大量产生才开抽油烟机就太晚了。

4. 坚持进行定期体检

在每年的常规体检之外，到专科医院进行相关的防癌体检。特别是有肿瘤家族史者、经常接触烟雾等致癌环境的"煮妇"；45岁以上人群最好每年做一次胸部影像学检查（如 X 线或 CT）。

参考文献

[1]《职工法律读本》编写组 . 职业病防治法 [M]. 北京 : 中国工人出版社 2012.

[2] 陶小超 . 尘肺患者的健康教育 [J]. 中国煤炭工业医学杂志，2011，5（14）:786-787.

[3] 张琪凤 . 消除尘肺势在必行 [J]. 中华劳动卫生职业病杂志 2002，20（2）:81-

82.

[4] 煤科院重庆所掘进通风课题组 . 掘进通风防尘技术及其应用 [J]. 矿业安全与环保 1986（4）:45-52.

[5] 刘岚 . 室内环境污染对人体健康的危害与防护 [J]. 职业与健康 2007，23（5）:370-371.

[6] 陈玉成 . 中国烹饪同非吸烟女性肺癌的关系 [J]. 中国肺癌杂志 2000，3（3）:240-240.

第五章 潜伏的"敌人"——肺部亚健康

第一节 如何拯救"危机四伏"的现代人

随着社会工业化进程的不断加快，城市机动车保有量快速上升，能源的消耗急剧增加，人类向赖以生存的环境中排放着越来越多的有害物质，对环境造成了严重污染和破坏，以致全球环境问题日益突出。世界银行组织的研究表明，中国城市大气中总悬浮颗粒（total suspended particulate，TSP）和二氧化硫（SO_2）的浓度是世界卫生组织推荐标准的 2~5 倍。

一、大气颗粒物成分简介

大气颗粒物（particulate matter，PM）的结构成分复杂，包括粉尘、无机盐、有机颗粒、碳类、微量重金属、含各种正负离子的液滴、生物性物质（花粉、微生物等）以及反应生成的二次污染物等。其中，空气动力学当量直径不超过 10 微米的部分可通过呼吸系统进入人体，称为可吸入颗粒物（PM10）。根据粒径大小，可吸入颗粒物又可分为三类：①粗颗粒物，空气动力学当量直径在 2.5 ~ 10 微米之间，可沉积于鼻腔、口咽部及大气道，容易被呼吸道黏液及纤毛系统清除；②细颗粒物，粒径 ≤ 2.5 微米，可进入下呼吸道，沉积于更深处的细支气管和肺泡，并可进入血液循环中。③超细颗粒物，直径 < 0.1 微米，其在大气中存在时间相对较短，主要沉积于肺泡。

二、环境污染对健康的危害

大气污染与人体健康的关系密切。呼吸道是大气污染物进入人体的主要途径，呼吸系统是大气污染物直接作用的靶器官。大气污染物通过刺激呼吸道表面的迷走神经末梢，可引发支气管痉挛，使呼吸道阻力增加，从而减缓肺部空气的流速，致使肺通气功能下降，发展到严重阶段可出现换气功能障碍，甚至造成呼吸系统急、慢性疾病。因此，长期生活在大气污染程度较高环境中的人群，其呼吸系统症状较多、肺功能普遍较差。

近年来，我国众多城市常发生不同程度的雾霾天气，雾霾中的 PM10、PM2.5 等物质超标。其中，因 PM2.5 粒径大小和人体生理结构的特殊性，导致人体对其毫无抵抗能力，其进入肺泡之后发生沉积，为过敏性鼻炎、流行性感冒、肺结核、肺炎甚至是肺癌的发生和发展提供了巨大的助力，严重危害人体健康。中国室内装饰协会环境检测中心调查统计数据显示，中国每年由室内空气污染引起的死亡人数已达 11.1 万人。空气污染还与 2 000 万例呼吸系统疾病的发生相关，每年消耗超过 5 亿元的医疗健康资源。自 2012 年以来，国家相继出台了一系列技术规范与规章制度，启动"实时监测、公布多种典型空气污染物浓度"机制，尤其重视对可吸入颗粒物 PM10、细颗粒物 PM2.5 浓度的精确监测，将空气污染现状与研究机制更加透明、更加及时地推向大众视野。

以下将以支气管哮喘、慢性阻塞性肺疾病为例讲述大气污染对呼吸道健康的危害。

1. 大气污染与哮喘的关系

哮喘病人非常易受到大气污染的影响。大气中污染物对气道神经元受体和气道上皮具有直接的刺激和炎性效应。一些特殊污染物如臭氧、一氧化氮（NO）和直径＜2.5微米的细颗粒物（PM2.5）能诱导气道炎性反应，臭氧和一氧化氮能导致气道高反应。氧化应激是重症哮喘病人的特点之一，而氧化应激则和空气污染物中的臭氧、一氧化氮和PM2.5浓度有关。持续接触低浓度二氧化硫还会使呼吸系统生理功能减退，肺泡弹性减弱，肺功能降低。以中等活动强度短期暴露于超标的二氧化硫浓度中，也会导致肺功能降低。因此，哮喘的发生、发展和急性加重易受到吸入过敏源和大气污染等环境因素的影响。

2. 大气污染与慢性阻塞性肺疾病的关系

大气污染是慢性支气管炎和阻塞性肺疾病的一个危险因素。在过去的几年里，一种严重的大气污染形式——雾霾影响着中国大部分地区。雾霾是由大气中存在高浓度的小颗粒引起的现象，这些细微颗粒进入肺脏，刺激和侵蚀肺泡壁，导致肺功能损害，临床上可以导致咳嗽、喘息、呼吸障碍及其他症状。PM2.5的暴露可增加人群患慢性阻塞性肺疾病及其他呼吸系统疾病的危险性。除PM2.5外，吸入生物燃料烟雾与呼吸系统症状、肺功能损害及慢性阻塞性肺疾病的发生率增加相关。

三、如何保护肺健康

1. 净化室内空气

在雾霾天应关闭居室门窗，等到霾散日出时再开窗换气；室内可栽培具有净化功能的绿色植物，如吊兰、芦荟、绿萝、仙人掌、君子兰等；有条件者建议使用由正规厂家生产的空气净化器以净化室内空气。

2. 增加保护措施，选择正确合适的口罩

敏感人群应减少户外活动，尤其是抵抗力差的儿童、老人及患有呼吸道疾病的人群，应尽量避免户外活动。

棉布口罩因为外形美观，占据着主要市场。其主要功能在于防寒保暖，避免冷空气直接刺激呼吸道，但是防尘防菌效果几乎没有。医用无纺布口罩可以有效地防菌，但仅限于防止那种喷射造成的病菌感染，例如可以防止打喷嚏造成的病菌传播。活性炭口罩在口罩夹层内加入活性炭，活性炭吸附能力很强，能够有效地防菌防尘，但是这种口罩会使呼吸变得困难，长时间使用容易缺氧。防尘口罩一般都是杯型，能够有效地贴合在口鼻部位，从而达到防尘的效果。N95是防尘口罩的一种，"N"表示防尘，数字表示效能（图5-1）。由于PM2.5的穿透性强，对肺脏损害大，外出时可佩戴对PM2.5有较强防护功能的口罩，为了保证防护效果，连续佩戴4小时后需要更换。如果发现口罩一旦损坏、脏污、潮湿或感到呼吸不顺畅时，不论时间长短，应立刻更换，并以塑料袋密封丢弃，避免二次感染。

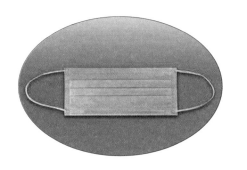 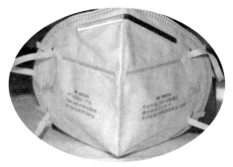

图 5-1　一次性外科口罩及 N95 口罩

3. 增加自身抵抗能力

古代医籍《黄帝内经》云"正气存内，邪不可干"，"邪之所凑，其气必虚"。故人身正气充足与否，与疾病的发生密切相关。雾霾属外邪致病，若正气充沛，御邪有力，则不易发病；若正气虚衰，无力抗邪，则正虚邪凑，易发病。中药膏方能增强体质，保护元气，增强人体抵御外邪的能力，还能增强呼吸道的自我修复能力，减轻炎症，增加呼吸道对雾霾颗粒的自净能力，减少毒素对人体的侵害。具体膏方需由医生根据个人体质调配。饮食上建议选择有助于促进脾胃之气的蔬菜，如山药、银耳、白菜、菠菜等，主食包括小米、面粉等易于消化的食物，同时要注意忌食生、冷、酸、辣等刺激性食物。

现代医学也认为支气管分泌的免疫球蛋白A和呼吸道的黏液—纤毛传输系统对肺有自洁作用，因此人体对PM2.5颗粒也是有一定抵抗能力的，所以受雾霾天气影响而发病的多为老人及幼儿。喝水能让分泌型免疫球蛋白A和黏液—纤毛传输系统的功能增强，因此应多饮水。同时，要减少熬夜，保证每日夜间7个小时睡眠时间，避免由于熬夜、紧张等因素引起机体抵抗力下降。在空气良好的时候可进行室外有氧运动或多与大自然亲密接触，以增强免疫功能。

第二节　肺纹理增多是怎么回事

细心的朋友们肯定会经常在X线胸片或CT检查报告中看到"双肺纹理增多或增粗"这样的影像描述语，那么，肺纹理增多或增粗该如何理解呢？

一、肺纹理的构成

自肺门向外呈放射状分布的树枝状影称为肺纹理。肺纹理由肺动脉、肺静脉组成，其中主要是肺动脉分支，支气管、淋巴管及少量间质组织也参与肺纹理的组成。在正常情况下，它们的密度较低，在X线上不能形成明显的影像。

二、正常的肺纹理是什么样？

正常的肺纹理边缘清楚，分支规则，在肺门附近较粗大，然后由粗变细，到肺野的外围几乎消失。双下肺纹理一般多于双上肺纹理，右下肺纹理较左下肺明显。（见图5-2）

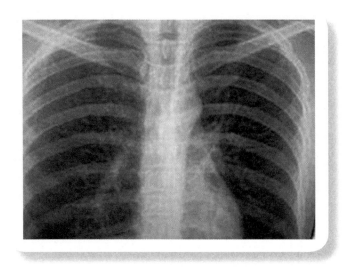

图 5-2　肺纹理增多

三、常见肺纹理增多类型

（1）支气管性肺纹理增多。表现为肺纹理粗细不匀，其中常夹杂变形纹理和小蜂窝影，常见于慢性支气管炎、支气管扩张、支气管哮喘、长期吸烟者等。

（2）血管性肺纹理增多。肺纹理粗大，从肺门向肺内保持血管走行的特性，常伴有心脏增大的表现，主要见于风心病、先心病等。

（3）淋巴性肺纹理增多。肺纹理在两肺内呈纤细的网状，常见于尘肺、癌性淋巴管炎等。

四、肺纹理增多该如何理解？

引起肺纹理增多的原因很多，既可以是病理性的，也可以是生理性或技术性的。比如对于老年人，因为年龄原因导致肺血管壁硬化，在胸片上可出现肺纹理增多的表现；另外，肥胖者由于皮下脂肪较厚，X线的吸收量增大，可导致胸片中肺纹理增多的假象。而在接受检查时，X线球管老化、摄片时身着较厚的衣服、未配合检查技师做吸气及屏气的动作、病重无法站立而卧位摄片等，都有可能导致肺纹理增多的表现。一般来说，孤立的报告肺纹理增多，临床价值不大，只有认真分析肺纹理增多的性质，并与其他临床表现及技术条件结合起来综合考虑才能得出正确的结论。

第三节　怎样知道你是否"癌"了

随着人们生活水平的提高，健康体检被大众接受的程度也越来越高。由于低剂量 CT 对早期肺癌筛查的准确率明显优于 X 线，因此，体检时被发现肺部结节、肺部磨玻璃影的人也越来越多。对于平时毫无症状的健康人突然听到这样的检查结果时，往往都会惊慌失措，焦虑、担心，觉得自己掉入了癌症的魔掌。那么，查到肺部结节和肺部磨玻璃影就真的是患上了肺癌吗？

一、肺部结节的定义

肺部结节是指肺实质内直径 ≤ 3 厘米的类圆形或不规则病灶，影像学表现为密度增高的阴影，可单发或多发，边界清晰或不清晰。

肺部磨玻璃影 CT 表现为密度轻度增高的云雾状淡薄影 / 结节，样子像磨玻璃样，是一种特殊类型的肺部结节。

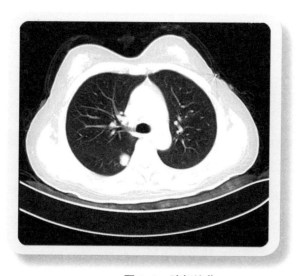

图 5-3　肺部结节

二、肺部结节不等于肺癌

肺部磨玻璃影与肺部结节、肺癌是三个不同的概念。肺部磨玻璃影一般泛指影像学检查发现的阴影，大小不限，形状不限。而结节则是指直径 3 厘米以内、边界清晰的类圆形病灶，常见于早期肺癌、肺部炎症、结核球、错构瘤、真菌感染等，因此，发现肺部结节不等于患了肺癌。

但部分良性病变长时间之后也有可能转成恶性。肺部小结节与肺癌相关的高危因素是较明确的，包括吸烟史、二手烟暴露、职业接触、肿瘤病史等。对有肺癌高风险且无症状的人群进行研究发现，在北美、欧洲和东亚地区，肺结节的发病率分别为 23%、29%、35.5%，其中诊断为肺癌的结节分别占 1.7%、1.2%、0.54%。另一项研究表明，年吸烟超过 30 包的人群肺结节的发病率为 25.9%，其诊断肺癌的占 1.1%。恶性结节的概率会随着年龄增长而明显增高。

小的肺结节一般无肺部症状，但当病人出现反复咳嗽、痰中带血、消瘦等症状时，就不一定仅是"结节"了，需结合当时的影像学做进一步的检查。

所以发现肺部结节虽没必要过于担忧，但仍要重视。首先应至胸外科、呼吸科门诊就诊，根据医生的意见进行下一步诊治方案的选择。

参考文献

[1] 张坤民，温宗国，杜斌，等. 生态城市评估与指标体系 [M]. 北京：化学工业出版社，2003，89-90.

[2] 滕博，王贺彬，汪雅芳，等. 细颗粒物（PM2.5）与呼吸系统疾病的关系及机制 [J]. Chin J Lab Diagn，2014，18（2）:334-338.

[3] 岳常丽，刘红刚. 空气细颗粒物 PM2.5 及其致病性的研究现状 [J]. 临床与实验病理学杂志，2009，25：437-440.

[4] Wong T W，Lau T S，Yu TS，et al. Air Pollution and Hospital Visits for Respiratory and Cardiovascular Diseases in Hong Kong[J]. Journal of ccupational and Environmental Medicine，2009，56:679-683.

[5] 井立滨，秦冶，徐肇诩，等 . 本溪市大气污染与死亡率的关系 [J]. 中国公共卫生，2009，15（03）:211-212.

[6] 张燕萍，张志琴，刘旭辉，等 . 太原市颗粒物空气污染与人群每日死亡率的关系 [J]. 北京大学学报（医学版），2007，39（02）:53-57.

[7] HEI International Scientific Oversight Committee. Health Effects of Outdoor Air Pollution in Developing Countries of Asia:A Literature Review[J].Health Effects Institute，2004.

[8] 马洪宝，洪传洁 . 大气颗粒物污染对慢性呼吸系统疾病的影响 [J]. 中国公共卫生，2012，11:229-232.

第六章　不容忽视的气道异物

第一节　别让气道异物意外夺走生命

大千世界无奇不有，生命本顽强，奈何遇惊险。你会相信一个笔帽或者果冻可以夺去一个孩子的生命？你会相信一粒花生米会让年轻力壮的青年告别人生？你会相信花甲之年的老人因为一颗假牙而无法安享晚年？这些都是真实发生的"事故"。那么，如此毫不起眼的小物件究竟是如何在顷刻间夺取一个个鲜活生命的呢？这都是气道异物惹的祸！

一、什么是气道异物

气道异物是指喉、气管及支气管外入性异物，是严重呼吸道急症之一，一旦发生气道异物，造成呼吸道窒息，短短几分钟就可以夺取生命，5岁以下的婴幼儿为高危人群。

二、为何气道会进入异物？

呼吸道是由上呼吸道（鼻、咽、喉）和下呼吸道（气管、各级支气管、肺泡）组成。吸入的气体经鼻腔开始，依次经鼻咽至口咽、喉咽部，然后进入主气管，经各级支气管（即左右两个支气管），最终到达肺泡进行气体交换。而进食时，食物依次经口咽部、喉咽部，最后由食道进入胃肠。由此可见，在喉咽部以上呼吸道和消化道是共用一个通道的。当进食时，会厌软骨遮蔽声门，以避免食物进入气管。一般来说，会厌分流功能受神经系统自动控制。但孩子神经系统发育不完善，吞咽反射功能尚未发育健全，所以最容易发生液体、固体物质误入气道，出现"窜道行驶"。尤其是孩子哭闹或说话时进食，会厌软骨遮蔽声门"阀门"是开放的，食物就容易进入气管，造成气道异物。

三、气道异物的危害

众所周知，从我们呱呱坠地开始，人每时每刻都需要呼吸。呼吸道一旦堵塞，5 分钟就可引起脑死亡。据不完全统计，四川大学华西医院年急诊病人中气道异物约 450 例，其中 98% 为婴幼儿。调查显示，1 岁以内的意外死亡病例中有 40% 是由气道异物所致；5 岁以内的意外窒息占 6.98%。呼吸道异物作为一种极其凶险的常见急症，可以在短短几分钟夺取一个美好的生命。在日常生活中，我们应该更加小心谨慎，降低气道异物发生的风险。

第二节 只有想不到，儿童气道异物防不胜防

一、常见的气道异物类型有哪些？

临床上我们将异物种类分为内源性异物（自身器官及内生的分泌物）、外源性异物类（植物性、动物性、化学制品类、金属矿物类）。常见的外源性异物有瓜

子、花生、果冻、果核、笔帽、骨头渣、塑料、薄膜等。其中葡萄、果冻等，卡喉后能瞬间粘连住气管导致窒息，短时间内会致人死亡。

二、气道异物易发于儿童的原因有哪些?

气道异物易发于儿童，原因主要有以下几方面:

（1）孩子磨牙未萌出，咀嚼功能差，不易将食物嚼碎。

（2）吞咽反射功能及喉的保护功能不健全。

（3）儿童的好奇心强，喜欢将触手可及的物件放入嘴里。

（4）儿童活泼好动，常在进食时打闹、嬉笑以及哭闹等。

三、如何预防气道异物?

（1）不要给孩子进食坚果类食物，如瓜子、花生、炒蚕豆等。孩子长牙期间，牙龈需要硬物刺激，所以孩子比较偏爱这类食物，但由于孩子的牙齿未长全，咀嚼功能及喉保护功能弱，一不小心就有可能误吸入气道，因此，这类食物应放在孩子无法触及的地方。

（2）不要给孩子吃果冻、葡萄、金橘等。尤其是果冻，一旦被吸入喉部，就像瓶塞一样把气道完全堵住，没有一点通气的空隙，孩子不能进行正常的通气，瞬间可致命。

（3）避免孩子在口含食物时奔跑，更不能追逐打闹，以免跌倒时哭泣，将食物吸入气道。

（4）孩子进食时不要逗他大笑或大哭，以免误吸。

（5）若孩子口含异物，切忌不要责骂儿童并试图用手抠出，避免孩子哭闹或反抗时异物误入气道，应耐心解释诱导孩子自己吐出异物。

（6）根据孩子的理解能力，告知孩子平时不要口含玻璃球、小玩具、笔帽等，告之孩子气道异物的危害。

第三节　气道异物梗阻的急救方法

发生气道异物时，通常会出现呛咳→憋喘→呼吸困难→窒息等一系列表现。当发现误吸者突然剧烈咳嗽，但面色并无明显改变，并可自述吸入异物时表明梗阻程度未危及生命，此类情况应及时就医。如果表现为持续性呼吸困难，面色青紫，表示气道梗阻程度严重，这种情况应争分夺秒进行现场急救并同时拨打急救电话120。切记不可采用不适当的急救方法，如用手伸进嘴里或者咽部想徒手取出异物，反而会导致异物下滑至气管、支气管甚至支气管远端。下面给大家介绍气道异物现场急救最强法——海姆立克法。

一、海姆立克法成人版

1. 上腹部冲击法

此法是通过冲击上腹部而使膈肌瞬间突然抬高，肺内压力骤然增高，造成人工咳嗽，肺内气流将气道内异物冲击出来，从而解除气道梗阻。有两种方法：成人立位或坐位上腹部冲击法和成人卧位上腹部冲击法。

（1）成人立位或坐位上腹部冲击法。适用于意识清楚的成人。患者取立位，抢救者站在患者身后，一腿在前，插入患者两腿之间，呈弓步，另一腿在后伸直；同时双臂环抱患者腰腹部，一手握拳，拳眼置于肚脐上两横指，另一手固定拳头，并突然连续用力向患者上腹部的后上方快速冲击，直至气道内异物排出。若异物未排出且患者意识丧失则应进行卧位上腹部冲击法。

（2）成人卧位上腹部冲击法。该法适用于意识丧失的患者。抢救者骑跨于患者大腿两侧，将一手掌根部置于患者脐上两横指的正中部位，另一手重叠于第一只手上，并突然连续、快速、用力向患者上腹部的后上方冲击。每冲击5次后，检查一次患者口腔内是否有异物。如有异物，立即清理出来；如无异物，继续反复进行。

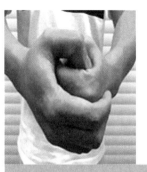
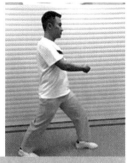

1. 握拳，将拇指顶在腹部，在脐之上肋之下。

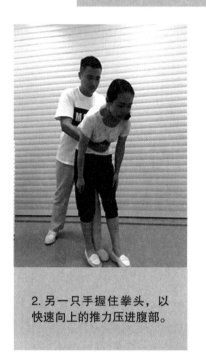

2. 另一只手握住拳头，以快速向上的推力压进腹部。

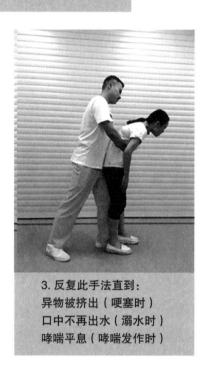

3. 反复此手法直到：
异物被挤出（哽塞时）
口中不再出水（溺水时）
哮喘平息（哮喘发作时）

图 6-1 "海姆立克法"成人版

2. 胸部冲击法

此方法适用于肥胖者或孕妇，同样有立位或坐位胸部冲击法和卧位胸部冲击法两种。

（1）立位或坐位胸部冲击法。该法适用于意识清楚的肥胖者或孕妇。患者取立位或坐位，抢救者站在患者身后，一腿在前，插入患者两腿之间，呈弓步，另一腿在后伸直；同时双臂环抱患者胸部，一手握拳，拳眼置于其两乳头之间，另一手固定拳头，并突然连续用力向患者胸部的后方快速冲击，直至气道内异物排出。若异物未排出且患者意识丧失则应进行卧位胸部冲击法。

（2）卧位胸部冲击法。该法适用于意识丧失的肥胖者或孕妇。施救者跪在患者任何一侧，将一手掌根部放在其两乳头连线中点，另一手重叠其上，双手十指交叉相扣，两臂基本伸直，用力垂直向下冲击。每冲击5次后，检查一次口腔内是否有异物。如有异物，立即清理出来；如无异物，继续反复进行。

3. 成人自救法

如果发生气道异物梗阻时，周围没有人帮助，一定要在两三分钟之内，趁着自己意识还清楚的时候赶快自救！可以利用桌子、椅子、床头，或是比较宽的窗台，顶在脐上两指位置，仰头，把气道拉直，伸直脖子，用力冲击，把异物冲出来。

二、海姆立克法婴幼儿版

1. 婴儿背部拍击法及胸部冲击法

一手固定婴儿头颈部，面部朝下、头低臀高，另一手掌根部连续叩击其肩胛区5次，再将婴儿翻转成面部朝上、头低臀高位；或用食指、中指连续按压其胸骨下半部5次。两种方法反复交替进行，直至异物排出。

2. 幼儿气道异物梗阻处理

（1）施救者可以单腿跪地，或取坐位，把孩子腹部放在大腿上，头低臀高，连续用力拍击其背部（两肩胛骨之间）5次，然后检查异物是否排出，如未排出继续拍背，如此反复进行。这个方法的原理，一是利用重力的作用，二是利用振动的作用。

（2）上腹部冲击法。施救者在患儿身后，坐在椅子上，或站立、身体下蹲，或单腿跪地上，都行。然后，用一手两三指横放在患儿肚脐上一两横指的上方，另一手的两三指重叠在上，连续向患儿的后上方冲击。

（3）幼儿卧位上腹部冲击法（可参看成人卧位上腹部冲击法）。如果患儿意识丧失，立即将其身体平放在地，骑跨在患儿身体上方，一手手掌根部放在其肚脐上方一两横指处，然后冲击五六次，观察患儿嘴里有无异物，确认没有后再接着冲击五六次，如此反复。

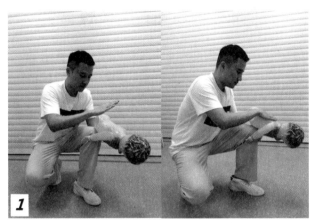

如果是 3 岁以下的孩子，救护人员应该马上把孩子抱起来，一只手捏住孩子颧骨两侧，另一只托住孩子后颈部，让其趴在救护人员膝盖上，在孩子背上拍 1~5 次。

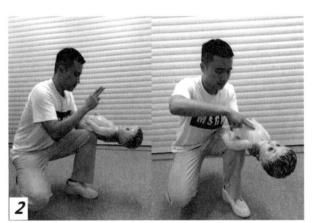

如果上述操作后异物没出来，可以采取另外一个姿势：将孩子翻过来，抢救者以中指或食指放在孩子胸廓下快速向上重击压迫。重复以上动作，直至异物排出。

图 6-2 "海姆立克法"婴幼儿版

三、其他

以上方法都无效时，虽然可以到医院进行纤维支气管镜下异物取出术、环甲膜切开术等，但气道异物发生后留给我们急救的时间并不充裕，因此预防气道异物发生乃重中之重。

参考文献

[1] 张琚、吴方银、蒋迎佳，等. 四川省 2001 ~ 2013 年 5 岁以下儿童死亡率及死因构成的变化趋势 [J]. 中华流行病学杂志，2014.9（35）:1049–1052.

[2] 张悦怡. 急重症救护新概念与新技术 [M]. 杭州：浙江大学出版社, 2009.

[3] 郭运凯，蔡霞红，谢鼎华，等. 喉、气管及支气管异物诊治 20 年回顾 [J]. 中国耳鼻咽喉颅底外科杂志, 2004, 10（3）:173–176.

[4] 李秀芹，金旭东. 小儿气管异物取出术麻醉呼吸管理方案综述 [J]. 国际麻醉学与复苏杂志, 2015, 36（8）:726–729.

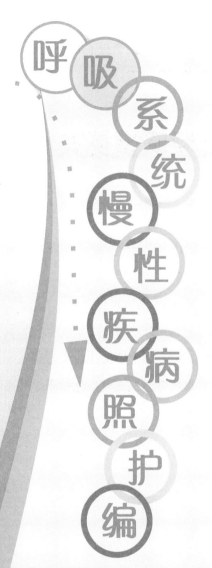

呼吸系统慢性疾病照护编

慢性呼吸系统疾病使患者反复咳嗽、咳痰、气紧甚至呼吸衰竭，患者痛苦、家属煎熬，呼吸科专家的"肺"话让大家都来关注呼吸系统疾病的急性期救治、中期照护、长期养护及康复护理，让患者畅享呼吸！

——吴小玲

第七章
急性上呼吸道感染

急性上呼吸道感染（acute upper respiratory tract infection）简称"上感"，是指鼻腔、咽喉部炎症的总称，是最常见的呼吸道感染性疾病，也是健康的成人和儿童易患的最常见疾病。该病一年四季均可发病，以冬春季节为主，多为散发，且可在气候突变时小规模流行，主要通过喷嚏和含有病毒的飞沫经空气传播。其通常病情较轻、病程短、可自愈、预后良好。但是由于其发病率高，一旦患上不仅影响工作和生活，有时还可能伴有严重的并发症，并具有一定的传染性，应积极防治。

第一节　流感来袭，避免被"流行"

一、什么是急性上呼吸道感染

广义的上感不是一个疾病诊断，而是一组疾病，包括普通感冒、流行性感冒、病毒性喉炎、咽炎、疱疹性咽峡炎、咽结膜热、细菌性咽—扁桃体炎等。

狭义的上感又称普通感冒，是一种急性上呼吸道病毒感染性疾病，多呈自限性，但发病率较高。成人每年患感冒 2 ~ 4 次，儿童每年 6 ~ 8 次，在感冒高峰季节，成人每天平均新发率为 6% ~ 8‰。虽然并未证实气温、降水量、湿度等气象条件的变化和感冒的发生有明显的关系，但也有观点认为气温的骤变可以增加呼吸道黏膜的敏感性，从而诱发感冒。

二、急性上呼吸道感染是如何发生的

急性呼吸道感染 70%~80% 由病毒引起，常见的有流感病毒（甲、乙、丙型）、副流感病毒、鼻病毒、腺病毒、呼吸道合胞病毒、埃可病毒、柯萨奇病毒、麻疹病毒等；细菌感染占 20%~30%，可直接或继发于病毒感染之后发生，以溶血性链球菌多见，其次为流感嗜血杆菌、肺炎链球菌和葡萄球菌等。受凉、淋雨、过度疲劳等易诱发或加重本病，尤其是老幼体弱或患慢性呼吸道疾病者。

呼吸道病毒主要通过咳嗽和喷嚏两种方式，以呼吸道飞沫为媒介，经空气传播，在人群密集的环境中更易发生感染。发病前 24 小时到发病后 2 天期间传染性最强。过劳、抑郁、鼻咽过敏性疾病和月经期均可加重感染症状。其病理变化与病毒毒力和感染范围有关，当感染严重时，鼻窦、咽鼓管和中耳道可能被阻塞，造成继发性感染。

三、急性上呼吸道感染的危害

急性上呼吸道感染属于常见病，具有较强的传染性，多数预后良好，少数可引起严重并发症。急性上呼吸道感染全年均可发病，特别在冬春季节感染患者更多。急性上呼吸道感染本身不可怕，但如果治疗不及时则会出现并发症，如化脓性咽炎、鼻窦炎、中耳炎、支气管炎、慢性阻塞性肺病急性加重和阻塞性睡眠呼吸紊乱恶化等。部分患者可继发溶血性链球菌引起的风湿热、肾小球肾炎，少数病人可并发心肌炎。

四、患了急性上呼吸道感染，身体会有哪些变化？

急性上呼吸道感染一般有以下共同表现：咽部不适、烧灼感或咽痛，并有鼻塞、流涕、喷嚏、咳嗽症状，体检可见鼻腔黏膜充血水肿、咽部充血，可有下颌淋巴结肿大，有触痛。根据病因和病变范围的不同，疾病可有不同的表现。

（1）普通感冒。俗称"伤风"，是最常见的上呼吸道感染，以鼻咽部卡他症状为主要表现，可伴有咽痛。通常不发热或仅有低热，可有结膜充血、畏光、眼睑肿胀、咽喉部黏膜水肿、咳嗽、声音嘶哑、呼吸不畅等症状。鼻腔分泌物初始为大量水样清涕，2～3天后变稠。并发咽鼓管炎时可出现听力减退；如无并发症，经过5～7天后可痊愈。

（2）病毒性咽炎。常由鼻病毒、腺病毒、呼吸道合胞病毒等引发，常发生于冬春季节。临床表现为咽痒不适、灼热感、咽痛。其短暂且轻，可伴发热、乏力等。有咽部充血、水肿，颌下淋巴结肿大和触痛等体征。

（3）病毒性喉炎。常由鼻病毒、腺病毒、流感病毒所致，以声音嘶哑、说话困难、咳嗽伴咽喉疼痛为特征，常伴有发热。可见喉部水肿、充血，局部淋巴结轻度肿大伴触痛，有时可闻及喉部喘息声。

（4）疱疹性咽峡炎。常为柯萨奇病毒A所致，夏季好发，多见于儿童。表现为咽痛明显，常伴有发热，病程约1周。可见咽部充血，软腭、腭垂、咽和扁桃体表面有灰白色疱疹及浅表溃疡，周围有红晕。

（5）咽结膜热。常由腺病毒和柯萨奇病毒等引起，常发生于夏季，儿童多见，病程4～6天。有咽痛、畏光、流泪、发热等表现。可见咽、结膜明显充血。

（6）细菌性咽—扁桃体炎。多由溶血性链球菌引起，其次是肺炎球菌、葡萄球菌。该病起病急，咽痛明显，伴畏寒、高热。可见咽部明显充血，扁桃体肿大、充血，表面有黄色点状渗出物，颌下淋巴结肿大伴压痛。

五、辅助检查

（1）血常规检查。病毒感染者，血白细胞计数正常或偏低，淋巴细胞比例升高。细菌感染者，可见白细胞计数和中性粒细胞增多以及核左移现象。

（2）**病毒分离**。病毒抗原的血清血检查等，有利于判断病毒类型。

（3）**细菌培养**。可判断细菌类型并做药物敏感试验。

第二节　感冒除了喝热水，你还要做什么

宝宝感冒了，妈妈马上端来一杯热水："来来来，喝杯热水就好了！"好像热水可以包治感冒？！那么到底急性上呼吸道感染是不是可以用热水治愈呢？

一、急性上呼吸道感染的治疗

急性上呼吸道感染一般以对症处理为主，辅以中医治疗，目的是缓解症状，防止继发细菌感染。根据病原菌的不同类型选用抗病毒药物或抗生素。

1. 病因治疗

普通感冒和单纯的病毒感染不必使用抗生素，如果并发细菌感染，可尝试经验用药，常选用青霉素类、头孢菌素类、大环内酯类等抗菌药物。症状轻微者可不使用抗病毒药物，若仅为病毒感染者，不能滥用抗生素治疗。广谱抗病毒药物利巴韦林对流感病毒、副流感病毒、呼吸道合胞病毒有一定的抑制作用。吗啉胍对流感病毒、腺病毒和鼻病毒有一定疗效。

2. 对症治疗

鼻塞严重时可用1%麻黄碱或呋可麻滴鼻。伪麻黄碱可以减轻鼻塞，改善鼻腔通气，改善睡眠，但不宜长期使用，3～5天为宜。滴鼻液使用一周后如果症状未缓解，应改用其他药物，以防发生鼻黏膜缺血坏死。抗组胺药氯苯那敏、左西替利嗪等能够缓解打喷嚏和流鼻涕的症状。发热、肌肉酸痛和头痛患者可选用解热镇痛药。干咳明显者可使用喷托林等镇咳药。

3. 中医治疗

可选用具有清热解毒和抗病毒作用的中药，如正柴胡饮、板蓝根冲剂等。

二、患病后的自我照顾和康复要点

1. 一般措施

（1）**环境与休息。**保持室内安静、整洁、舒适，维持适宜的温度（22～24℃）、湿度（50%～60%）和空气流通。注意休息，症状较轻者应适当休息，病情较重或老年患者以卧床休息为主。保证充足的睡眠，保持良好的情绪。

（2）**饮食护理。**给予清淡、高热量、丰富维生素、易消化食物，避辛辣、煎炸、油腻等刺激性食物，忌烟、酒。保证饮水量2 000毫升/天以上，发热病人可适量增加饮水量。研究证实，菠萝、木瓜、苹果有助于排痰，也可采用传统止咳的食疗方，如梨、枇杷、陈皮粥等。注意隔离病人，减少探视，病人使用的餐具应每天消毒，并注意个人卫生，勤洗手，盛痰液的容器应选择带盖的装置。注意社交距离、咳嗽礼仪，避免交叉感染，患者咳嗽或打喷嚏时应避免对着他人，并用纸巾包住口鼻。

（3）**口腔护理。**进食后漱口或进行口腔护理，防止口腔感染。

（4）**用药护理。**遵医嘱用药，观察药物疗效及不良反应，使用抗生素应注意有无过敏反应。服用抗过敏药物时会导致头晕、嗜睡等不良反应，应临睡前服用，服药期间避免驾车和高空作业。

（5）**患者应进行病情的自我监测。**一旦出现以下情况立即就诊：经药物治疗后症状不缓解；出现耳鸣、耳痛、外耳道流脓等中耳炎症状；恢复期出现胸闷、心悸、眼睑水肿、腰酸或者关节痛，说明出现了并发症，需要尽快到医院就诊。

2. 预防

（1）**避免诱因。**避免受凉、淋雨、过度疲劳；避免与感冒患者接触，避免脏手接触口、眼、鼻。年老体弱易感者更应注意防护，上呼吸道感染流行时应戴口罩，避免在人多的公共场合出入。

（2）**适量运动，劳逸结合。**加强体育锻炼，增强体质，提高抗寒能力和机体抵抗力。

（3）**接种流感疫苗。**接种疫苗是预防流感的主要措施。在接种流感疫苗后2～3周，通常可以获得免疫力。接种流感疫苗的最佳时机是每年的流感季节开始前。在我国，特别是北方地区，冬、春季是每年的流感流行季节，因此，9、10月份是最佳接种时机。当然流感开始以后接种也有预防效果。成人及3岁以上儿童接种1针，每次接种剂量为0.5毫升。6月龄至35月龄儿童接种2针，每针剂量为0.25毫升，间隔4周。接种后注意事项：接种后请在接种地点观察15～30分钟，接种部位24小时内要保持干燥和清洁，尽量不要沐浴；接种后如接种部位发红、有痛感、低烧等，这些情况都属正常，一般24小时之后会自然消失；如果出现持续发烧等现象，可到医院就医，并向接种单位报告。

（4）**生活要规律，保持良好的卫生习惯和平和的心态，保持心情舒畅。**

（5）**甲型和乙型流感的预防。**成人和13岁以上青少年可口服磷酸奥司他韦75毫克/天，连续服用7天。服用的时间越长，累计的剂量越大，得到保护的时间越长。磷酸奥司他韦也可以用于流感治疗，从症状开始的两天起，成人和青少年（13岁以上）推荐每日口服两次，每次75毫克，连续5天。

（6）**咳嗽礼仪。**患者感冒时，尤其是发病初期、症状较轻时，患者常常会继续上班或外出，有可能与他人合用交通工具、电梯以及办公场所等，要注意自觉遵守"呼吸卫生、咳嗽礼仪"并佩戴口罩，以防止病菌借咳嗽、喷嚏而传播。（见图7-1）

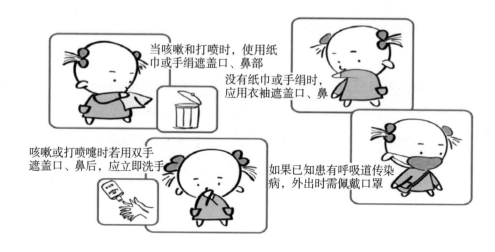

图 7-1　咳嗽礼仪

参考文献

[1] 吴小玲 . 万群芳 . 黎贵湘 . 呼吸内科护理手册 [M]. 北京：科学出版社，2011.

[2] 尤黎明 . 吴英 . 内科护理学 [M]. 北京：人民卫生出版社，2013.

[3] 钟南山 . 呼吸病学 [M]. 北京：人民卫生出版社，2013.

第八章
慢性阻塞性肺疾病

随着互联网的快速发展，我们进入了一个全民科普的新时代。现今慢性呼吸系统疾病、心血管疾病、糖尿病和代谢性疾病是全球的四大慢病。众所周知，呼吸系统疾病是中老年人的常见病、多发病，其中慢性阻塞性肺疾病居首位。在健康科普的课堂里，如果你缺乏对于此类疾病的了解，那么对不起，你其实已经严重"偏科"了。据世界卫生组织统计，全球目前有6亿慢性阻塞性肺疾病病人，平均每年约有270万人死于慢性阻塞性肺疾病。当前，全球 ≥ 40岁人群中慢性阻塞性肺疾病患病率达到9% ~ 10%，已成为仅次于脑血管病、肿瘤、心脏病的世界第四大死亡原因，其患病率居高不下。《全球疾病负担研究》报告，2010年慢性阻塞性肺疾病在中国疾病负担排名居第三位，至2020年将位居世界疾病经济负担的第五位。

第一节 沉默的"杀手"——慢性阻塞性肺疾病

一、什么是慢性阻塞性肺疾病

慢性阻塞性肺疾病（chronic obstructive pulmonary diseases,COPD）简称慢阻肺，是一种以气流受限为特征的可以预防和治疗的疾病，通常与有毒颗粒或气体的显著暴露引起的气道和（或）肺泡异常有关。

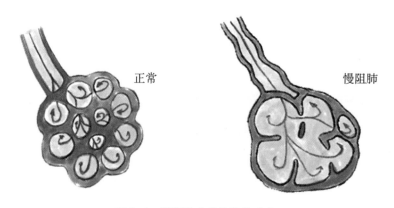

正常　　　　　　　　　　慢阻肺

图 8-1　慢阻肺患者的肺泡改变

慢性阻塞性肺疾病的气道变狭窄，肺泡弹性回缩力降低，患者出现呼吸不畅。

二、慢性阻塞性肺疾病的危害

慢性阻塞性肺疾病中的"慢"，不是指疾病危险性小或程度轻，而是指疾病长期存在。患者因肺功能进行性减退，严重影响劳动力和生活质量。如不坚持长期规律治疗，慢性阻塞性肺疾病会逐渐发展并引起严重的并发症，患者往往在几年内就发展成慢性肺源性心脏病，导致严重的心肺功能障碍，甚至多器官功能衰竭。

1. 影响日常生活

呼吸困难是慢性阻塞性肺疾病最主要的症状，如未得到及时规范的治疗，生活将会受到严重影响，比如上楼、买菜、做家务时都会觉得呼吸困难；到了后期，任何日常活动包括休息时都会感觉气短不适，也会对家庭带来沉重负担。

2. 威胁患者生命

慢性阻塞性肺疾病后期会出现低氧血症和高碳酸血症，也常常和其他疾病合并存在，最常见的包括心血管疾病、抑郁、骨质疏松、肺癌、糖尿病和代谢综合征。这些并发症均可能增加慢性阻塞性肺疾病患者的住院率和死亡率。

第二节　知晓慢性阻塞性肺疾病多一点，生命质量高一点

由于慢性阻塞性肺疾病早期几乎没有症状，发展过程又是隐匿渐进的，人们普遍对这个疾病警惕性不高，因而慢性阻塞性肺疾病是一种"沉默"的疾病。目前因肺功能检查未得到重视等因素影响了慢性阻塞性肺疾病的早期诊断，导致病情进行性加重，肺功能持续恶化，许多患者就诊时肺功能毁损已发展至中晚期，5 年内死亡率高达 20% ～ 30%。

一、危险因素

1. 吸烟和被动吸烟

吸烟和被动吸烟是慢性阻塞性肺疾病最重要的发病因素，吸烟量与发病率呈正相关。吸烟者死于慢性阻塞性肺疾病的人数多于非吸烟者。

2. 颗粒物暴露

环境暴露，如生物燃料暴露和空气污染对呼吸道黏膜有刺激和伤害。空气中的烟尘或二氧化硫明显增加时，慢性阻塞性肺疾病急性发作显著增多。做饭时的油烟可能是不吸烟妇女发生慢性阻塞性肺疾病的重要原因。大气中直径 2.5 ～ 10 微米的

颗粒物，即 PM2.5 和 PM10 可能与慢性阻塞性肺疾病的发生有一定关系。

3. 感染

感染是慢性阻塞性肺疾病急性加重的罪魁祸首。病毒或细菌感染是慢性阻塞性肺疾病急性加重的常见原因。儿童时期重度下呼吸道感染与成年后肺功能降低及呼吸系统症状的发生有关。

4. 宿主因素

宿主因素包括基因异常、肺发育异常和加速老化。研究发现有 50% 的患者是由于肺生长发育异常而引发的慢性阻塞性肺疾病。

5. 高危人群

慢性阻塞性肺疾病是中老年人易患的疾病。建议长期吸烟者（二手烟者）或烹饪者、40 岁以上人群、长期接触粉尘者、有慢性咳嗽症状者应定期检查肺功能，利于早发现早治疗。

二、患了慢性阻塞性肺疾病，身体会发生哪些变化？

1. 呼吸困难

呈渐进性呼吸困难是慢性阻塞性肺疾病的标志性症状。典型表现为劳力时加重、持续存在。有的患者伴喘息和胸闷。

2. 慢性咳嗽

通常为首发症状，初起咳嗽呈间歇性，早晨较重，以后早晚或整日均有咳嗽。

3. 慢性咳痰

咳嗽后常咳少量黏液性痰，部分患者清晨痰量较多；合并感染时痰量增多，常有脓性痰。

4. 全身性症状

患者可能会发生全身性症状，如体重下降、食欲减退、外周肌肉萎缩和功能障碍、精神抑郁和（或）焦虑等。合并感染时可咳血痰或咯血。

三、辅助检查

1. 肺功能检查

肺功能检查是早期发现慢性阻塞性肺疾病最有效、最方便的途径，被誉为诊断慢性阻塞性肺疾病的"金标准"，是确诊慢性阻塞性肺疾病的必备条件，对慢性阻塞性肺疾病的诊断、严重度评价、疾病进展、预后及治疗反应等均有重要意义。长期暴露在空气污染环境中工作和生活的人，以及长期主动吸烟或被动吸烟的人，都应该在 40 岁以后至少每半年或一年进行一次肺功能检查。另外，如果在爬楼梯、做家务时比同龄人更容易出现呼吸困难、胸闷、活动能力下降的情况，也要及时去医院进行肺功能检查。

2. 胸部 X 线、CT 检查

患者早期的胸片检查可能无变化，以后可能出现肺纹理增粗、紊乱等非特异性改变，也可能出现肺气肿改变。

3. 血气分析

其对确定发生低氧血症、高碳酸血症、酸碱平衡失调以及判断呼吸衰竭的类型有重要意义。

4. 实验室检查

其包括血常规、痰涂片及痰培养、生化检查等。

四、主要治疗

1. 控制性氧疗

氧疗是慢性阻塞性肺疾病加重期住院患者的基础治疗。根据病情调整给氧浓度，定期复查动脉血气分析，以确认氧疗效果。

2. 药物治疗

雾化吸入 β_2 受体激动剂加（或不加）抗胆碱能药物是最常用的舒张支气管药物，推荐作为一线用药；雾化吸入布地奈德可替代全身激素治疗。若同时存在呼吸困难加重和脓痰，或有两种主要症状但脓痰为其中之一时，建议参照细菌耐药情况合理选择抗生素治疗。

3. 机械通气

发生呼吸衰竭时，早中期进行无创通气治疗效果显著。

五、患病后的自我照护和康复要点

1. 戒烟、控烟远离环境污染

慢性阻塞性肺疾病患者常常经历长期吸烟→慢性支气管炎→慢性阻塞性肺疾病→慢性肺源性心脏病四部曲。疾病步步为营，一招狠似一招，因此，戒烟是慢性阻塞性肺疾病的重要治疗措施。

2. 规范用药

吸入治疗可以明显改善患者的肺功能指标，降低气道的慢性炎症反应，改善患者的生活质量和运动耐力，全身副作用小，使用方便，因此，该治疗是慢性阻塞性肺疾病患者的首选给药方式。每种吸入剂装置都有其特点及使用要点，使用方法的准确性与疗效有很大的相关性。

- 压力定量气雾剂的使用

常用的压力定量气雾剂有万托林气雾剂（沙丁胺醇气雾剂）、爱全乐气雾剂（异丙托溴铵气雾剂）、必可酮气雾剂（丙酸倍氯米松气雾剂）和普米克气雾剂（布地奈德气雾剂）等。使用方法如图8-2所示。

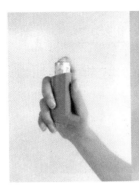 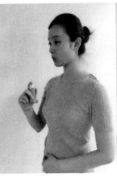 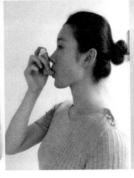 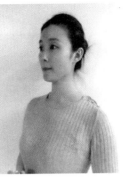

摘下盖子，　　　　起立　　　把吸入器放在嘴前，　　屏气 10 秒或尽可
摇晃吸入器　　　　呼气　　　在开口用力吸气的同　　能长，然后呼气
　　　　　　　　　　　　　　时，按下吸入器的顶
　　　　　　　　　　　　　　部并继续慢慢吸气

图 8-2　压力定量气雾器（pMDI）的使用方法

- 干粉吸入剂的使用

（1）信必可都保的使用方法如图 8-3 所示。注意事项：在首次使用时应对都保进行初始化（即将都保底盖旋转两次）；储存和使用旋转容器时应将其竖直，以保证药物剂量准确；当药物计数显示区为红色，提示剩余药量只有 20 吸，应尽快备药。

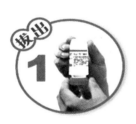 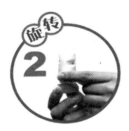 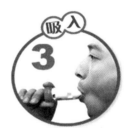

旋转并将盖拔出外盖　　　　垂直拿药瓶旋转底　　先呼一口气，将气呼
　　　　　　　　　　　　座，旋转至不能再　　尽后，将吸嘴放入口
　　　　　　　　　　　　转时原路返回，当　　中，双唇包住吸嘴，
　　　　　　　　　　　　听到"咔嗒"一声　　用力吸气，然后将装
　　　　　　　　　　　　时，表明药物已经　　置从口中拿出；屏气
　　　　　　　　　　　　装好　　　　　　　　10 秒钟后缓缓呼气

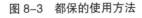
图 8-3　都保的使用方法

（2）舒利迭准纳器的使用方法如图8-4所示。

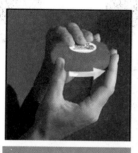 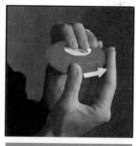 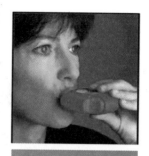

打　开	推　开	吸　入
用一手握住外壳，另一手的大拇指放在拇指柄上，向外失去拇指柄直至完全打开。	握住准纳器，吸嘴对着自己。向外推滑杆，直至发出"咔嗒"声，表明一吸药的计量已做好准备。	将吸嘴放入口中，从准纳器深深地平稳地吸入药物。切勿从鼻吸入。然后将准纳器从口中拿出，屏气约10秒钟，关闭准纳器。

图8-4　舒利迭准纳器的使用方法

（3）思力华（噻托溴铵粉吸入剂）的使用方法如图8-5所示。注意事项：可以多次刺激胶囊，以利于有效吸入药物。思力华不是口服制剂。

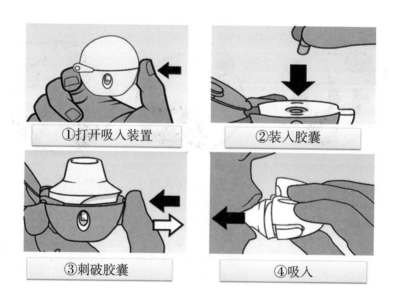

图8-5　思力华的使用方法

3. 坚持长期家庭氧疗

长期家庭氧疗是指慢性低氧血症的患者（包括运动和睡眠时低氧血症）每日吸氧 ≥ 15 小时，并持续达 6 个月以上。

- **哪些患者需要进行长期家庭氧疗？**

（1）静息时吸入空气状态下 PaO_2[①] ≤ 55 毫米汞柱，SaO_2[②] ≤ 88%；

（2）$PaO_2$55 ～ 59 毫米汞柱伴有继发性红细胞增多，肺动脉高压或肺心病者。

- **长期家庭氧疗的目标？**

PaO_2 至少达到 60 毫米汞柱，和 / 或氧饱和度维持在 90% 以上。

- **长期家庭氧疗怎么实施？**

（1）低流量持续吸氧；

（2）每天吸氧时间 ≥ 15 小时；

（3）白天根据病情间断吸入，夜间持续；

（4）氧疗日记：氧疗时间、浓度 / 流量、病情变化。

- **如何观察氧疗的疗效？**

发绀减轻或消失，呼吸平稳，心率减慢，指脉氧饱和度＞ 90%；动脉血氧分压至少＞ 60 毫米汞柱。

- **认识氧疗误区**

误区一：发病后才需吸氧，没发病不需要吸氧。患者和家属应知晓氧疗是慢性阻塞性肺疾病的基础治疗。

误区二：长期吸氧会上瘾。应明确慢性阻塞性肺疾病患者气体交换功能受损，随着病情进展，会出现低氧血症、二氧化碳潴留、酸碱失衡和呼吸衰竭等改变，氧疗能及时改善组织供氧状况，减少并发症发生。

误区三：吸氧多了会中毒。长时间高浓度吸氧导致肺泡中氧浓度过高，使肺泡及人体出现各种损害性病变，称为氧中毒。慢性阻塞性肺疾病患者的氧疗原则是控

---

① PaO_2: 动脉血氧分压

② SaO_2: 动脉血氧饱和度

制性氧疗，吸入氧流量控制在 1~3 升 / 分钟，吸氧浓度在 25%~33% 之间，符合肺泡中气体交换的最佳浓度，不会发生氧中毒。

4. 无创通气的治疗

家庭无创通气（home mechanical ventilation，HMV）是指患者在家中或护理机构（非医院）进行无创通气 ≥ 3 个月。重度慢性阻塞性肺疾病患者缺氧和二氧化碳潴留是并存的，家庭氧疗可纠正患者缺氧，但对改善二氧化碳潴留无明显的作用。家庭无创正压通气治疗在缓解期慢性阻塞性肺疾病患者中的应用可以更好地改善肺泡通气和换气，降低二氧化碳潴留。

● **家用呼吸机的选择**

（1）慢性阻塞性肺疾病患者应使用 Bi-PAP 呼吸机，即双水平气道正压通气呼吸机。该类呼吸机能够减轻患者吸气负担，缓解呼吸肌疲劳，帮助患者呼出二氧化碳。

（2）不论选择何种品牌的呼吸机，尽量选择静音效果好的机型，以免影响休息，而且应考虑其售后服务是否便捷。

（3）结合自身的面部特点和鼻梁高低，选择密闭性、舒适性好的面罩或鼻塞。

（4）有条件者可选择匹配一个自动调整温度的加温湿化器，以降低带机过程中的干燥等不适。

5. 呼吸功能锻炼

循序渐进地进行呼吸功能锻炼，目的是加强胸、膈呼吸肌肌力和耐力，改善呼吸功能，促进肺康复。锻炼方式多种多样，如散步、练太极拳、八段锦、骑自行车、呼吸操等；朗读、唱歌、笑口常开也是一种轻松简单的锻炼。

6. 科学、合理的膳食安排

少食多餐，饮食上应根据喜好选择营养丰富、易消化的食物，避免进食辛辣刺激食物；勿暴饮暴食；避免摄入容易引起腹胀及便秘的食物。

7. 避免受凉、感冒及劳累等诱发因素

（1）流感季节避免去人群密集、空气不流通的地方；必须要去时，最好戴

上口罩。

（2）注意个人卫生，勤洗手。

（3）咳嗽和打喷嚏时用纸巾遮住口鼻，没有纸巾时应该用肘部衣袖遮盖口鼻。

（4）保持环境清洁和通风。

（5）在流感高发期，定期做消毒。含有效氯、醇类等的消毒剂（如84消毒液、酒精等）都可以轻松杀灭病毒。

8. 注射免疫调节剂及疫苗

接种流感疫苗和肺炎疫苗可减少患者急性发作的次数，减少50%的死亡率。每年流感季节（春季3~6月，秋季9~12月）到来前2周接种流感疫苗。肺炎疫苗每5年接种一次。

9. 重视肺康复

了解肺康复的理念。目前包括慢性阻塞性肺疾病在内的慢性病已成为家庭和社会的重大负担，肺康复已经被证明可以帮助患者改善症状、运动耐量和生活质量。可根据相关专业人士的指导，选择合适的、针对性的运动疗法。科学合理的运动治疗可以改善情绪，提高心肺功能，调节血脂、血糖等。当然，除此之外，肺康复也包括维持健康的生活方式、规律用药等。科学正确认识肺康复，积极参与自我肺部健康的管理，让我们一起为畅享呼吸而努力吧！

参考文献

[1] 李为民, 刘伦旭. 呼吸系统疾病基础与临床 [M].北京：人民卫生出版社, 2017.

[2] Vogelmeier C F, Criner G J, Martinez F J, et al. Global Strategy for the Diagnosis, Management and Prevention of Chronic Obstructive Lung Disease 2017 Report[J]. American Journal of Respiratory & Critical Care Medicine, 2017, 195（5）:557.

[3] 慢性阻塞性肺疾病急性加重诊治专家组. 慢性阻塞性肺疾病急性加重（AECOPD）诊治中国专家共识（2014 年更新版）[J]. 国际呼吸杂志, 2017,37

（14）:1041-1057.

[4] Rochester C L, Vogiatzis I, Holland A E, et al. An Official American Thoracic Society/European Respiratory Society Policy Statement: Enhancing Implementation, Use, and Delivery of Pulmonary Rehabilitation.[J]. American Journal of Respiratory & Critical Care Medicine, 2015, 192（11）:1373.

[5] 叶莉 . 老年慢性阻塞性肺病优质护理服务的临床效果 [J]. 重庆医学 , 2017（A02）:114-116.

第九章

肺源性心脏病

肺源性心脏病作为呼吸系统常见病、多发病的一种，呈现出高纬度、高严寒地区发病率高的趋势。研究表明，居住在东北地区、日照不足的西南地区以及抽烟的人群患病率较高。此外，年龄越大患病率越高，且男女无明显差别。由于许多患者缺乏相关的疾病知识，忽视疾病的危害，常常耽误就诊的最好时机，给身体和生活均造成严重影响。

第一节　心、肺好搭档，有病一起扛

众所周知，心脏的主要功能是将血液中的营养和氧气输送到身体的各个器官，而我们血液中的氧气到底来自何处呢？这时候就不得不提到我们身体内的幕后大英雄——肺！当我们从外界吸入空气后，肺会将吸入的空气进行"加工过滤"，将氧气"运进"血液里，然后再由心脏把含有"新鲜"氧气的血液运输到身体各处，因此当我们的肺脏出现了问题，也必定会直接影响心脏的功能。

一、什么是肺心病

慢性肺源性心脏病，简称肺心病，是一种继发性心脏病。它是由于慢性胸（腔）、肺（脏）疾病，如胸廓畸形、阻塞性肺疾病、肺纤维化或肺血管慢性病变等引起肺循环阻力增加、肺动脉高压，使右心室扩大、肥厚，继而发生右心功能不全，最终导致心力衰竭的一类心脏病。肺心病不是一种特定的疾病，而是一组疾病。

二、肺心病的病因

（1）支气管、肺疾病。支气管、肺疾病是造成慢性肺心病的重要原因，以慢性支气管炎并发阻塞性肺气肿最为多见，其次为支气管哮喘、支气管扩张、重症肺结核、尘肺、慢性弥漫性肺间质纤维化、肺结节病、嗜酸性肉芽肿等。

（2）肺血管疾病。慢性肺心病的原因还包括肺血管疾病。累及肺动脉的过敏性肉芽肿病、广泛或反复发生的多发性肺小动脉栓塞及肺小动脉炎以及一些原因不明的原发性肺动脉高压，均可使肺动脉狭窄、阻塞，引起肺动脉血管阻力增加，肺动脉高压和右心室负荷增加，进而发展成肺心病。

（3）胸廓运动障碍性疾病。胸廓运动障碍性疾病是肺心病的一种原因，但比较少见。如严重的脊椎后、侧凸，脊椎结核，类风湿性关节炎，胸膜广泛粘连及胸廓形成术后造成的严重胸廓或脊椎畸形可能造成肺心病。神经肌肉疾患，如脊髓灰质炎，可引起胸廓活动受限、肺受压、支气管扭曲或变形，从而导致肺功能受限，气道引流不畅，肺部反复感染，并发肺气肿，或肺纤维化、缺氧、肺血管收缩、狭窄，使阻力增加，肺动脉高压，进而发展成肺心病。

三、肺心病的病理

（1）肺部病变。除原有疾病（如慢性阻塞性肺疾病、支气管扩张症、肺间质纤维化等）所表现的多种肺部疾病外，肺心病是肺内的主要病变，是肺小动脉的变化。慢性阻塞性肺病由于反复发作，支气管及肺部炎症常波及支气管动脉和附近肺动脉分支，导致支气管动脉不同程度增厚，出现肺细小动脉肌化，中膜肌肥厚，肺小动脉内膜纤维性增厚，还可有非特异性肺血管炎、肺血管内血栓形成等。有的患者可出现扩张的交通支，可产生动—静脉分流。

（2）心脏病变。产生右心室肥大，心室壁增厚，心腔扩张，心肌纤维有肥大或萎缩等改变。有的患者可出现冠状动脉粥样硬化等病变。

四、肺心病的危害

（1）呼吸衰竭。慢性支气管炎、慢性阻塞性肺病所致的肺心病、功能失代偿期常伴有呼吸衰竭。

（2）酸碱平衡失调及电解质紊乱。由于呼衰的出现，受缺氧和二氧化碳潴留等影响，可发生各种不同类型的酸碱失衡以及电解质紊乱，从而使得呼吸衰竭、心力衰竭等病情更加复杂化。

（3）弥漫性血管内凝血。由于缺氧、酸碱失衡、感染等，使毛细血管痉挛，毛细血管通透性增加，血液浓缩，血流迟缓淤积，细小的血栓形成，严重时可并发弥漫性血管内凝血。

（4）心律失常。主要是由于缺氧、肺动脉高压引起，多表现为房性期前收缩、阵发性室上性心动过速，也可有心房扑动和心房颤动。

（5）肺性脑病。由慢性胸肺疾病伴严重通气功能不全所致的缺氧和二氧化潴留发生后出现意识障碍、精神症状和体征，称为肺性脑病。早期有神志恍惚、表情淡漠、精神异常、兴奋等表现；后期有昏迷或癫痫样抽搐，对各种刺激没有反应或出现病理性神经体征。

（6）休克。休克是肺心病最严重的并发症和致死原因之一。可出现由严重的呼吸道感染所致的循环障碍引起的中毒性休克，由严重心衰或心律失常引起的心源性休克，以及由上消化道出血引起的失血性休克。

第二节　养肺、护心两手抓

肺心病是呼吸系统病变的晚期表现，常因感染等因素引起急性发作而出现并发症，导致病情进一步恶化，甚至死亡，因此积极预防和治疗并发症是治疗肺心病的重要环节。

一、患了肺心病，身体会有哪些信号？

（1）长期反复咳嗽、咳痰。咳嗽是呼吸道的主要预防机制，能将呼吸道内异物或分泌物排出体外。咳嗽可以分为急性咳嗽、慢性咳嗽、过敏性咳嗽，也可以根据咳痰与否分为干咳、痰咳。咳嗽是肺心病的主要症状，当患肺心病时，支气管壁遭到各种炎性细胞浸润，发生充血、水肿和纤维组织增生，黏液腺泡增多；反复肺部感染造成支气管壁的不断刺激，使痰液量明显增多，导致患者经常咳嗽。每逢寒冷季节或气候突然变换时可使疾病突然发作，咳嗽加剧，痰量增多。一般在缓解期，尤其是经有效治疗后，咳嗽咳痰可减轻，痰液由黄变白，由黏稠变稀薄。

（2）呼吸困难。呼吸困难是疾病的明显症状。患者主要感到空气不足，表现为呼吸费力，伴有呼吸频率、深度、节律的改变。随着病情加重而加重，甚至轻微活动后或者静息状态下也可出现呼吸困难。当感染和气道慢性炎症已控制，患者呼吸困难仍无明显缓解，或者以夜间阵发性呼吸困难为主要表现时，应考虑有左心功能不全。

（3）发绀。这是指血液中还原血红蛋白增多，使皮肤、黏膜呈青紫色的现象。肺心病缺氧的典型体征就是发绀。

（4）胸痛。这可能与炎症波及壁层胸膜或者右心室缺血有关；常在咳嗽或活动后感觉胸骨下隐痛。

（5）咯血。咯血是指喉部以下的呼吸道出血，经咳嗽由口腔排出。肺心病患者咯血并不常见，主要是由呼吸道感染引起支气管黏膜的毛细血管损伤所致，表现为痰中带血丝或血痰，一般咯血量不多，随着感染控制而停止。一旦出现咯血应立即就医，查明原因，采取措施，避免耽误病情。

二、患病后的自我照护和康复要点

1. 及时保暖

严寒到来时要及时增添衣服，避免受凉。一旦受凉，将引起支气管黏膜血管收缩，加之患者免疫功能低下，很容易引起病毒和细菌感染。发生感染后一般先是感染上呼吸道，接着会蔓延至下呼吸道，从而引起肺炎或支气管肺炎。

2. 保持房间空气流通

定时开窗通风，尽量避免在卧室里烧炭火或煤火，尤其是在缺乏排气管的情况下。天气晴朗时可到空气清新处，如附近公园或树林里散散步，呼吸新鲜空气。

3. 肺康复训练

肺心病患者进行肺康复可使呼吸力量增强，膈肌运动幅度增加，吸气时胸部充分扩展，可有更多的肺泡张开，使氧气吸入量增加，在得到充分氧气的同时又保证了人体各组织细胞充足的氧供应，使呼吸肌得到休息缓解，对肺心病患者的康复极其有益。不同疾病阶段应采取不同的训练方式与训练强度。适合肺心病患者的锻炼方式有散步、慢跑、太极拳、八段锦、呼吸操、康复器械等。运动量以不产生气促或其他不适为前提。

4. 营养均衡，合理搭配膳食

肺心病患者通常伴有营养失调、食欲较差的表现，原则上应少量多餐，可适当服用一些健胃或助消化药，饮食不宜太咸以免加重心脏负担。注意做到以下几点：

（1）可根据自身喜好，选择营养丰富、易消化的食物。以清淡为主，多补充优质蛋白，如蛋、奶、鱼等及富含维生素的新鲜蔬菜、水果。

（2）饮食规律，少食多餐。肺心病病程长，消耗大，同时由于右心功能不全导致胃肠瘀血，影响了食物的消化和吸收。宜选择易消化食物，要注意少食多餐，避免加重肠道负担。

（3）呼吸困难、咳嗽者应忌辛辣食物，伴有心功不全者宜食低盐食物，有高血压、动脉硬化者应食低脂食物。

5. 戒烟、避免二手烟

吸烟直接影响心肺功能。香烟中的尼古丁会使甲状腺素和肾上腺素分泌增多，导致人体血压升高、心跳加快，也大大增加了心脏病的发病率。

6. 坚持长期家庭氧疗

由于肺心病、肺气肿、慢性支气管炎等多存在小气道阻塞，达到一定程度即引起缺氧，伴二氧化碳潴留，肺心病同时又存在心功能不全，都有可能导致组织缺氧，因此肺心病患者进行正确的氧疗是非常重要的。一般应持续低流量（1~2升/分钟）、低浓度（25%~29%）吸氧。

7. 注射疫苗和免疫调节剂

如冬季来临之前可注射肺炎球菌疫苗、流感疫苗或丙种球蛋白、胸腺素等增强免疫力。

8. 定期门诊随访

根据医生的建议，合理进行慢病的自我管理。发生病情变化，如出现气紧加重、痰量增多或痰液变黏稠等情况应及时就诊。切忌私自擅用药物，用药不当可加重病情，导致严重后果。

参考文献

[1] 钟小宁，高占成. 肺源性心脏病 [M]. 北京：人民卫生出版社，2015.

[2] 李为民，刘伦旭. 呼吸系统疾病基础与临床 [M]. 北京：人民卫生出版社，2017.

[3] 成人支气管扩张症诊治专家共识编写组. 成人支气管扩张症诊治专家共识 [J]. 中华结核和呼吸杂志，2012, 35（7）:485–492.

[4] 施黎敏，李惠惠，毕美峰. 中西医结合治疗慢性肺源性心脏病临床疗效及护理分析 [J]. 辽宁中医杂志，2015（5）:1053–1054.

[5] 余华，张多兰. 综合护理干预在慢性肺源性心脏病患者护理中的应用效果 [J]. 中国组织工程研究，2016（02）:89–90.

第十章

哮 喘

支气管哮喘（简称哮喘），是由多种细胞参与的气道慢性炎症性疾病。哮喘是最常见的慢性呼吸疾病之一，可累及各个年龄段和任何种族的人群。目前，全球哮喘病人至少有 3 亿人，我国哮喘病人约 3 000 万人，且呈逐年增加的趋势。

第一节 找出哮喘背后的"真凶"

一、什么是哮喘

美国国立心、肺和血液研究所 2006 颁布的《支气管哮喘防治全球创议（global initiative for asthma management and prevention,GINA）》指出，哮喘是由多种细胞（如肥大细胞、嗜酸性粒细胞、T 淋巴细胞、巨噬细胞、中性粒细胞和上皮细胞）参与的气道慢性炎症性疾病。在易感个体中，炎症导致反复发作的喘息、气紧、胸闷和咳嗽，特别是在晚上和清晨，这些症状通常伴随有广泛但可变的气流阻塞，常常可自行缓解或在用药后缓解；同时，炎症还可导致支气管对各种刺激的反应性增加。

2014年修订的《支气管哮喘防治全球创议》在前述定义的基础上强调了哮喘临床表现和气流受限的可逆性和变异性，特别指出哮喘是一种异质性疾病。

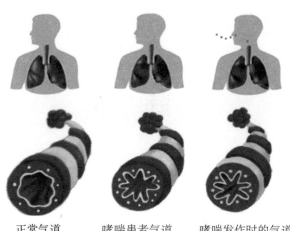

正常气道　　　　哮喘患者气道　　　哮喘发作时的气道

图10-1　哮喘患者的气道变化

近年来哮喘患病率在全球范围内呈逐年增加的趋势，据估计几乎每10年增加50%；近10年，西欧哮喘病人增加了1倍；美国自20世纪80年代初以来哮喘患病率增加了60%以上；亚洲的成人哮喘患病率为0.7%～11.9%，平均不超过5%，但近年来患病率也有上升趋势。2010年，我国支气管哮喘患病情况及相关危险因素流行病学调查（CARE研究）结果显示，我国14岁以上人群哮喘患病率为1.24%。第三次中国城市儿童哮喘流行病学调查显示，我国14岁以下人群哮喘患病率为3.02%。我国儿童哮喘患病率城市高于农村。

二、哮喘的诊断标准

1. 典型哮喘的临床症状和体征

（1）反复发作喘息、气促，伴或不伴胸闷或咳嗽，夜间及晨间多发，常与接触变应原、冷空气、物理或化学性刺激、上呼吸道感染及运动等有关。

（2）急性发作或重度哮喘患者双肺可闻及散在或弥漫性、以呼气相为主的哮鸣音，呼气相延长。

以上症状和体征可经治疗后缓解或自行缓解。

2. 可变性气流受限的客观检查

（1）支气管舒张试验阳性（吸入支气管扩张剂后，FEV_1[①]增加 ≥ 12%，且 FEV_1 绝对值增加 ≥ 200 毫升）。

（2）支气管激发试验阳性。

（3）呼气流量峰值（PEF）平均日变异率 ≥ 10%。

符合上述症状和体征，同时具备气流受限客观检查中的任一条，并排除其他疾病引起的喘息、气促、胸闷和咳嗽，可以诊断为哮喘。

三、哮喘的危害

哮喘是影响人们身心健康的重要疾病，治疗不及时、不规范则可能致命。哮喘发作时可并发气胸、纵隔气肿、肺不张等。长期反复发作和感染可并发慢性支气管炎、肺气肿、肺纤维化、支气管扩张和肺源性心脏病。

四、导致哮喘的危险因素

哮喘的病因有吸入变应原、感染、食物、气候改变、精神因素及遗传因素等。哮喘的发病是遗传和环境两方面因素共同作用的结果。

1. 遗传因素

哮喘患者亲属的患病率高于群体的患病率，且亲缘关系越近，其亲属患病率越高；患者病情越严重，亲属患病率也越高。

2. 环境因素

（1）室内过敏源。螨虫、真菌、动物皮毛、毛屑等。

（2）室外过敏源。花粉、真菌等。

（3）感染。研究表明婴幼儿期呼吸道合胞病毒感染与儿童喘息以及日后儿童哮喘有密切关系。真菌气道定植及致敏与成人难治性哮喘有关。

---

① FEV_1：一秒用力呼气容积（forced expiratory volume in one second　FEV_1），最大深吸气后，在第一秒呼出气量占用力肺活量的百分比。

（4）食物。某些病人对特定的食物敏感，如花生、鱼虾等。

（5）吸烟。主动和被动吸烟与哮喘患者肺功能快速下降、哮喘的严重度以及哮喘难于控制高度相关。

（6）气候与理化因素。空气污染、冷空气等。

（7）职业因素。某些特殊的职业，如密切接触有机或无机化学物质等。

（8）药物因素。如阿司匹林、非甾体类抗炎药等。

（9）其他。气候变化、运动、妊娠及情绪激动、肥胖、忧虑、紧张、恐惧和依赖心理等可能是哮喘的激发因素。

五、患了哮喘，身体会发生哪些变化

根据临床表现哮喘可分为急性发作期和非急性发作期。哮喘急性发作是指喘息、气促、咳嗽、胸闷等症状突然发生，或原有症状加重，并以呼气流量降低为其特征，常因接触变应原、刺激物或呼吸道感染诱发。急性发作时程度轻重不一，可在数小时或数天内出现，偶尔可在数分钟内即危及生命，故应对病情做出正确评估，以便给予及时有效的紧急治疗。哮喘急性发作时病情严重程度的分级见表10-1。

表10-1　哮喘急性发作时病情严重程度分级

临床特点	轻度	中度	重度	危重度
气短	步行、上楼时	稍事活动	休息时	
体位	可平卧	喜坐位	端坐呼吸	
讲话方式	连续成句	单词	单字	不能讲话
精神状态	可有焦虑，尚安静	时有焦虑或烦躁	常有焦虑、烦躁	嗜睡或意识模糊
出汗	无	有	大汗淋漓	
呼吸频率	轻度增加	增加	常＞30次/分钟	
辅助呼吸活动及三凹	常无	可有	常有	胸腹矛盾呼吸

临床特点	轻度	中度	重度	危重度
哮鸣音	散在，呼吸末期	响亮、弥散	响亮、弥散	减弱，乃至无
脉搏（次/分钟）	< 100	100~120	> 120	变慢或不规则
奇脉	无	可有	常有（成人）	无，提示呼吸肌疲劳
最初支气管舒张剂治疗后 PEF 占预计值或个人最佳值百分比	> 80%	60%~80%	< 60% 或 100 升/分钟或作用时间 < 2 小时	
静息状态下 PaO_2（毫米汞柱）	正常	≥ 60	< 60	< 60
静息状态下 $PaCO_2$（毫米汞柱）	< 45	≤ 45	> 45	> 45
静息状态下 SaO_2（%）	> 95	91~95	≤ 90	≤ 90
pH 值				降低

注：只要符合某一程度的某些指标，无须满足全部指标即可提示为该级别的急性发作；PEF 为呼气峰流速；PaO_2 为动脉血氧分压；$PaCO_2$ 为动脉血二氧化碳分压；SaO_2 为动脉血氧饱和度；1 毫米汞柱 =0.133 千帕

六、世界哮喘日

世界哮喘日为每年 5 月的第一个周二，是由全球哮喘防治创议委员会（GINA）与健康护理小组及哮喘教育者一起组织的，用来提高全球对哮喘的认识，改善哮喘护理的活动。其目的是增强人们对哮喘现状的了解，促进病人及公众对该病防治措施的掌握。

第二节 畅享呼吸由你做主

GINA 的制订和执行提高了哮喘的诊治水平，但不能彻底消除诱发哮喘发作的致病因素。哮喘反复发作严重影响患者的生存质量，但通过规范化治疗，接近 80%

的哮喘患者可得到非常好的控制，工作生活几乎不受影响。

哮喘病人的自我照护：

1. 树立战胜疾病的信心

由于哮喘需要长期甚至终生防治，可能加重病人及家属的精神及经济负担，部分病人可能出现忧郁、悲观情绪，以及对治疗失去信心等，需要帮助病人树立战胜疾病的信心，让其相信通过长期、规范的治疗，哮喘可以得到有效的控制。

2. 脱离变应原是防治哮喘最有效的方法

患者及家属应避免哮喘的诱因，保持空气清新，保持室内空气流通、室温适宜，脱离变应原等。外出时戴上口罩，避免与过敏源接触，避免去人流密集的场所。熟悉哮喘的发病先兆及哮喘发作时的紧急处理措施。

3. 药物护理

严密观察药物疗效和不良反应。

（1）茶碱类。茶碱的主要不良反应为胃肠道症状（恶心、呕吐等）、心血管症状（心动过速、心律失常、血压下降等）及多尿，偶可兴奋呼吸中枢，严重者可引起抽搐甚至死亡。发热、妊娠、小儿或老年、心、肝、肾功能障碍或甲状腺功能亢进者慎用，合用西咪替丁、喹诺酮类、大环内酯类药物等可影响茶碱代谢而使其排泄减慢，应减少用药剂量。茶碱缓（控）释片不能嚼碎口服，必须整片吞服。

（2）β_2 受体激动剂。不主张单独使用长效 β_2 受体激动剂，一般与吸入激素联合应用；患者应遵医嘱用药，不宜长期、单一、大量使用，避免长期使用引起 β_2 受体功能下降和气道反应性增高而出现耐受性。常见不良反应有心悸、骨骼肌震颤及低血钾等。

（3）抗胆碱药物。吸入抗胆碱药物时，少数患者有口苦或口干感。

（4）糖皮质激素。遵医嘱用药，不能自行减药或停药。吸入后部分患者会出现声音嘶哑、口咽部念珠菌感染或呼吸道不适症状，应用清水充分漱口，减少口咽部药物残留。全身用药患者应注意有无高血压、糖尿病、向心性肥胖、骨质疏松和消化性溃疡等不良反应。口服药宜在饭后服用,以减少对胃肠道黏膜的刺激。

（5）其他。酮替芬和组胺 H1 受体拮抗剂对轻症哮喘和季节性哮喘有一定作用。酮替芬有头晕、口干、嗜睡等副作用,慎用于高空作业人员、驾驶员、操纵精密仪器者。

（6）正确使用吸入装置。吸入治疗是哮喘药物治疗的首选治疗途径。根据病情选择合适的吸入装置,患者正确使用吸入装置保证药物吸入剂量可降低哮喘的复发率。不同吸入制剂的正确使用方法详见《呼吸疾病照护编》第八章慢性阻塞性肺部疾病章节。

4. 体位

哮喘发作时根据病情采取舒适体位,坐位或半卧位有利于呼吸通畅,如有条件,可适当吸氧。

5. 饮食护理

饮食不当,可能诱发或加重哮喘,因此应进食清淡、易消化、足够热量的食物,避免进食生、冷、硬及油炸食品,不宜食用鱼、虾、蟹、蛋类、牛奶等易致过敏的食物,并戒烟、戒酒。

6. 保持呼吸道通畅

在病情允许的情况下每日饮水 2 500 ~ 3 000 毫升,以补充水分、稀释痰液、改善呼吸功能。

7. 做好哮喘控制测试

2006 年全球哮喘防治创议推荐哮喘控制测试（asthma control test, ACT）可以作为评估哮喘临床控制的一种简易方法。患者可以在家庭或社区完成哮喘控制水平的自我评估。连续监测可提供重复的客观指标,便于调整治疗方案,确定维持哮喘控制所需的最低治疗级别,降低治疗成本,减轻患者及家庭负担。哮喘患者至少每4 周进行 1 次 ACT 评分监测。评分细则及意义见图 10-2。

问题1 在过去四周内，在工作、学习或家中，有多少时间哮喘会妨碍你进行日常活动？

所有时间	大多数时候	有些时间	很少时候	没有	得分

问题2 在过去四周内，您有多少次呼吸困难？

| 每天不止一次 | 一天一次 | 每周3至6次 | 每周1至2次 | 完全没有 | |

问题3 在过去四周内，因为哮喘症状（喘息、咳嗽、呼吸困难、胸闷或疼痛），您有多少次在夜间醒来或早上比平时早醒？

| 每周4晚或更多 | 每周2至3晚 | 每周1次 | 1至2次 | 没有 | |

问题4 在过去四周内，您有多少次使用急救药物治疗（如沙丁胺醇）？

| 每天3次以上 | 每天1至2次 | 每周2至3次 | 每周1次或更多 | 没有 | |

问题5 你如何评估过去4周内你的哮喘控制情况？

| 没有控制 | 控制极差 | 有所控制 | 控制很好 | 完全控制 | |

第一步，请将每个问题的得分填入右侧的框中。

总分

第二步，把所得分数相加得出总分。

第三步，寻找总分的含义。

25 分，完全控制；20~24 分，部分控制；< 24 分，未得到控制

图 10-2　ACT 评分监测

8. 正确记录哮喘日记

医生可根据记录细节分析哮喘发作诱因和治疗情况，并可根据日记调整用药。患者可根据记录来避免诱因，减少哮喘的发病。

表 10-2　哮喘日记

哮喘日记卡	星期一		星期二		星期三		星期四		星期五		星期六		星期日	
	日	夜	日	夜	日	夜	日	夜	日	夜	日	夜	日	夜
咳嗽情况														
喘息情况														
憋气感														
鼻部症状														
可疑过敏原或诱因														
是否有就医														
峰流速值														
变异率														
药名及用药剂量和次数														

表 10-3　症状及峰值流速表

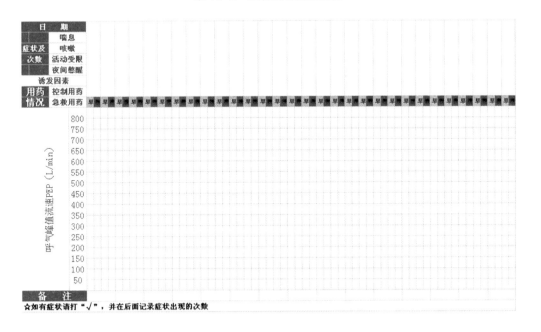

9. 戒烟

研究证实，吸烟的哮喘患者病情控制的概率较低，因此戒烟是最重要的减少未来风险的可调控因素之一。

10. 康复锻炼

适当参加体育锻炼（如游泳、慢跑、打羽毛球等），增强体质，提高抗病能力，但需避免剧烈活动（如短跑、足球等运动量过大的活动）。

11. 规律的随访

一般每 1~3 个月随访 1 次，急性发作后每 2 ~ 4 周随访 1 次，随访内容：检查居家 PEF 和症状记录、吸入技术的掌握、危险因素及哮喘控制，即使哮喘完全控制也应进行定期随访。

12. 其他

（1）母乳喂养。抵抗力差、易发生感染和变态反应性疾病，母乳喂养能降低儿童哮喘发生，但可能无法预防哮喘的进展。提倡母乳喂养婴儿，对于在哺乳期中母亲因病或其他原因不能哺乳者且有家族过敏史者，婴儿应以羊乳或豆乳代之。

（2）维生素 D。对多项研究结果进行的荟萃分析提示，孕期进食富含维生素 D 和维生素 E 的食物可以降低儿童哮喘的发生。

参考文献

[1] 中华医学会呼吸病学分会哮喘学组 . 支气管哮喘防治指南（2016 年版）[J]. 中华结核和呼吸杂志 , 2016, 39（9）:675–697.

[2] 韦旋，邓静敏 . 支气管哮喘发病机制的基因研究进展 [J]. 中华结核和呼吸杂志，2012,35（11）:849–852.

[3] 中华医学会呼吸病学分会哮喘学组 , 中国哮喘联盟 . 支气管哮喘急性发作评估及处理中国专家共识 [J]. 临床医学研究与实践 , 2018（6）.

[4] 冯益真 . 哮喘病防治知识大全 [M]. 济南：济南出版社 , 2010.

[5] 王玉花，陈洁 . 健康教育在支气管哮喘患者护理中的应用效果评价 [J]. 中国健康教育 , 2015（3）:307–309.

第十一章 支气管扩张症

反复发烧、咳嗽，伴有大量脓痰，后期出现血痰、咯血；病情反复发作，时好时坏；CT 提示：扩大的支气管在断面上呈圆圈影，如多个小圆圈影聚在一起，似蜂窝状，大的囊状扩张可见多个圆形或卵圆形透亮区，大小数毫米至 2 ~ 3 厘米，其下缘壁增厚显影，似卷发，称为"卷发征"，诊断为支气管扩张症。

第一节　支气管扩张症是怎么来的

一、什么是支气管扩张症

支气管扩张症（bronchiectasis）简称支扩，是各种原因引起的支气管树的病理性、永久性扩张，导致反复发生化脓性感染的气道慢性炎症，临床表现为持续或反复性咳嗽、咳痰，有时伴有咯血，可导致呼吸功能障碍及慢性肺源性心脏病。

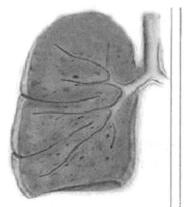

正常肺脏　　　　　　　　支气管扩张

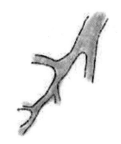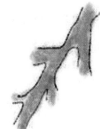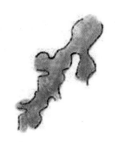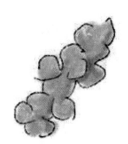

正常支气管　　柱状型支气管扩张　　静脉扩张型支气管扩张　　齐状型支气管扩张

图 11-1　支气管扩张

支气管扩张症的患病率随年龄增加而增高。新西兰儿童支气管扩张症的患病率为 3.7/10 万，英国的患病率约为 100/10 万，美国成人总体患病率为 52/10 万，其中 18 ~ 34 岁人群的患病率为 4.2/10 万，而 70 岁及以上人群的患病率高达 272/10 万。近年来，由于胸部高分辨 CT（HRCT）扫描的引入，大大提高了支气管扩张症的确诊率，因此，支气管扩张症的患病率较前明显增加。在我国支气管扩张并非少见病，然而由于长期以来对这一疾病缺乏重视，流行病学调查资料及相关文献为数寥寥，患病率被远远低估。

二、支气管扩张症的危害

支气管扩张症是一种常见的慢性呼吸系统疾病，病程长，病变不可逆转。支气管扩张症常因并发感染而引起肺炎、肺脓肿、肺坏疽、脓胸、脓气胸等。当疾病发展，支气管周围肺组织受到炎症破坏，进而发生广泛性的纤维化，肺毛细血管床遭到严重破坏时，可导致肺动脉循环阻力增加，形成肺动脉高压，进而引起慢性肺源性心脏病，严重影响患者的生活质量，造成沉重的社会经济负担。

三、支气管扩张症的常见病因

支气管扩张症因多种原因引起的支气管壁正常结构遭到破坏，形成支气管永久性扩张，从而导致反复发生化脓性感染。气道管壁结构及纤毛功能受损时，病原菌极易定植，病原菌定植与炎症递质释放是感染加重的一个重要基础。其常见原因有：

（1）既往下呼吸道感染。

（2）结核和非结核分枝杆菌感染。

（3）异物和误吸。

（4）大气道先天性异常。

（5）免疫功能缺陷。

（6）纤毛功能异常。

（7）结缔组织疾病。

（8）炎症性肠病。

（9）其他。变应性支气管肺曲霉菌；支气管哮喘也可能是加重或诱发成人支气管扩张症的原因之一。

四、支气管扩张症有哪些症状

1. 临床表现

支气管扩张症的典型症状为慢性咳嗽伴大量脓痰和（或）反复咯血。

（1）慢性咳嗽、大量脓痰。咳嗽和咳痰与体位改变有关，每日早上起床和晚上睡觉时咳嗽、咳痰较多。呼吸道感染急性发作时，黄绿色脓痰明显增加，一日可达数百毫升。其痰液静置后可见分层现象：上层为泡沫，下悬脓性成分，中层为混浊黏液，下层为坏死组织沉淀物。若有厌氧菌混合感染则咳脓性臭痰。

（2）反复咯血。50%~70% 的患者可出现不同程度的咯血，咯血量差异较大，咯血程度不等，可分为痰中带血、小量咯血至大量咯血。有些患者仅有反复咯血，而无咳嗽、脓痰等症状，临床上称为"干性支气管扩张症"。

（3）全身症状。若反复继发感染，支气管引流不畅，痰不易咳出，甚至炎症扩展到病变周围肺组织时，可出现畏寒、发热、食欲缺乏、乏力、消瘦等症状。

2. 体征

早期或干性支气管扩张症可无异常肺部体征，病情加重或继发感染时常常闻及下胸部、背部固定而持久的局限性粗湿啰音，是支气管扩张症的特征性表现。约三分之一的患者可闻及哮鸣音或粗大的干啰音。部分患者可有杵状指（趾）。

3. 辅助检查

典型胸部 X 线检查表现为粗乱肺纹中有多个不规则的环状透亮阴影或沿支气管的卷发状阴影。胸部高分辨率 CT（HRCT）能够进一步提高诊断敏感性，已成为支气管扩张症的主要诊断方法。

第二节 感染、出血需警惕

支气管扩张症是一种反复感染与咯血的难治性疾病。 及时清除呼吸道分泌物，遵医嘱应用祛痰剂、支气管扩张剂，体位引流，纤维支气管镜吸痰，减少痰液在气道及肺、支气管内的积聚，除去细菌生长繁殖的场所等是控制感染的主要环节。咯血是支气管扩张症的常见症状，是威胁患者生命的主要原因。少量咯血经休息，服用镇静药、止血药，一般都能止住；大量咯血可进行支气管动脉栓塞术治疗。

一、为什么支气管扩张症患者容易反复感染

（1）部分患者免疫功能缺陷或较差。

（2）黏液纤毛清除系统异常，微生物无法有效清除。

（3）细菌感染后进一步破坏黏液纤毛清除功能。

（4）致病菌定居在呼吸道，平时与身体和平共处，一旦人体抵抗力下降致病菌便会大量繁殖，从而影响人体健康。

二、支气管扩张症伴感染应如何治疗

根据病情、检查结果判断感染的类型，针对致病菌使用有效的抗菌药物。临床疗效欠佳时，需根据药敏试验结果调整用药。目前急性加重期抗菌药物治疗的最佳疗程尚不确定，经验建议所有急性加重治疗疗程为 14 天左右。若支气管扩张症的病因是由于结核病所引起，使用抗结核药治疗结核病，疗程常需半年以上。

三、支气管扩张症患者为什么容易咯血

支气管周围有丰富的血管，形成类似渔网的血管网，随着支气管发生病变，这些血管也未能幸免，常伴有这些血管扩张，并容易发生破裂，血液进入支气管造成咯血。此外，支气管扩张症患者容易反复感染，炎症损伤支气管黏膜及黏膜下的血管，亦容易出现咯血。那么，如果出现咯血时需要注意什么呢？

（1）出现咯血以后不要惊慌，要避免剧烈活动，以免血管壁再次破裂。

（2）休息时以侧卧位为佳，注意避免窒息。

（3）及时去医院就诊，明确咯血原因并积极治疗。如果咯血量较大且伴有呼吸困难、心慌、乏力等症状，需要立即就诊。

四、支气管扩张症患者的自我照护

1. 预防感染

患病后呼吸道会很脆弱，如果并发感染，对患者的病情会有很大的影响，应该尽量减少呼吸道感染发生的可能性，积极防治百日咳、麻疹、支气管肺炎、肺结核等呼吸道感染，及时治疗上呼吸道慢性病灶（如扁桃体炎、鼻窦炎等），一旦发生急性感染则应选择有效的抗菌药物治疗。注意防治咯血，保持呼吸道通畅，及时到医院就诊。如果患者咯血症状比较严重，就需要采用介入手术进行治疗。

2. 保持呼吸道的畅通

帮助患者保持呼吸道的畅通，掌握有效咳嗽、胸部叩击、雾化吸入及体位引流的排痰方法，及时排除呼吸道分泌物。

（1）有效咳嗽、咳痰方法。尽可能采取坐位，先进行深而慢的呼吸 2~3 次，然后深吸气至膈肌完全下降，屏气 3~5 秒，缓慢地通过口腔将肺内气体呼出（胸廓下部和腹部应该下陷），再深吸一口气后屏气 3~5 秒，身体前倾，从胸腔进行 2~3 次短促有力的咳嗽，咳嗽同时收缩腹肌，或用手按压上腹部，帮助痰液咳

出。

（2）**体位引流的方法**。体位引流是利用重力作用使肺、支气管内的分泌物排出体外，又称重力引流。根据病变部位、病情和患者体力，每天1～3次，每次15～20分钟；在餐前1小时或餐后1～3小时进行引流；请遵照医护人员指示选择引流体位（见图11-2），原则上抬高患肺位置，引流支气管开口向下。引流时严密观察病情变化，如有脸色苍白、发绀、心悸、呼吸困难等症状，须及时停止引流。引流后应及时漱口，并观察痰液情况。

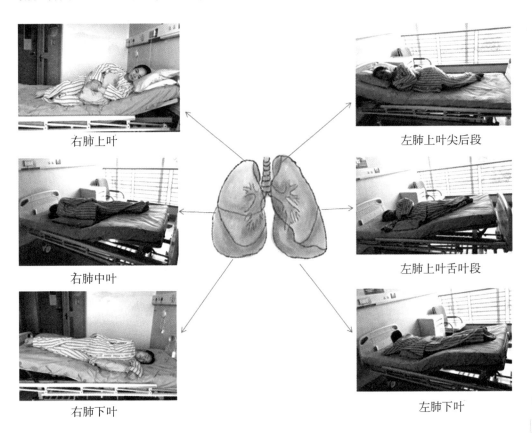

右肺上叶　　　　　　　　　　　左肺上叶尖后段

右肺中叶　　　　　　　　　　　左肺上叶舌叶段

右肺下叶　　　　　　　　　　　左肺下叶

图11-2　体位引流

3. 锻炼身体

支气管扩张症患者平时应戒烟限酒，适当进行体育锻炼，提高身体素质，平时活动要以不感到劳累为宜。注意劳逸结合，维护心、肺功能，减少疾病的发作频率。

4. 自我监测病情

支气管扩张症为不可逆病变,要学会自我监测病情,一旦发现症状加重,应及时到医院就诊,以免延误治疗。

参考文献

[1] 蔡柏蔷,何权瀛.成人支气管扩张症诊治专家共识(2012版)[J].中华危重症医学杂志(电子版)2012,5(5):20–30.

[2] 关伟杰,袁婧婧,高永华,等.支气管扩张症患者咯血与疾病严重程度和急性加重的关系[J].中华结核和呼吸杂志,2017,40(1):16–23.

[3] 李为民,刘伦旭.呼吸系统疾病基础与临床[M].北京:人民卫生出版社,2017.

[4] 田欣伦,吴翔,徐凯峰,等.成人支气管扩张患者的病因及临床特点分析[J].中国呼吸与危重监护杂志,2013,12(6):576–580.

[5] Polverino E, Goeminne P C, Mcdonnell M J, et al. European Respiratory Society guidelines for the management of adult bronchiectasis.[J]. European Respiratory Journal, 2017, 50(3):170–629.

第十二章 特发性肺纤维化

　　不能爬楼梯，一爬就气喘；不能干家务，一动就急促咳嗽；连吹肥皂泡也成了一种奢望。有一群人，他们的肺像一张被无形之手勒紧的网，束缚着日常的行动和生活。对于常人来说再自然不过的呼吸，却成为他们四处奔走渴望要达成的目标。特发性肺纤维化（idiopathic pulmonary fibrosis, IPF）长期以来被认为是一种慢性进行性加重、疾病不可逆的病理改变，因其常导致患者肺部组织呈蜂巢状，所以有一个更为形象的名字叫作"蜂窝肺"。IPF 被世界卫生组织及欧盟、美国、日本定义为罕见疾病，但近年来 IPF 发病率和患病率呈明显上升趋势，其人群患病率为 2~29/10 万，而在 75 岁以上老年群体，患病率超过 175/10 万。IPF 起病隐袭、病情进展快、预后差。IPF 可以通过肺部康复运动、氧疗及药物治疗等一系列综合治疗手段来延缓疾病进展。但目前除了肺移植术，尚无确定疗效的治疗措施来逆转 IPF 的自然进程，所以特发性肺纤维化还是一个世界性的难题，被医学界称为不是癌症的癌症。

第一节 比癌症更可怕的蜂窝肺

一、什么是特发性肺纤维化

说到特发性肺纤维化，首先就应该提一下间质性肺病。间质性肺疾病（interstitial lung disease, ILD）是一组主要累及肺间质和肺泡腔，导致肺泡毛细血管功能单位丧失的弥漫性肺疾病的总称，亦称作弥漫性实质性肺疾病。其包括特发性肺纤维化、尘肺、结缔组织病（如系统性红斑狼疮、系统性硬化症等）等相关的 200 多个病种，这一组间质性肺疾病有许多共同的特点，主要表现为进行性加重的呼吸困难、通气功能障碍伴弥散功能降低、低氧血症和影像学上的双肺弥漫性病变。其病程缓慢进展，最终发展为弥漫性肺纤维化和蜂窝肺，导致患者呼吸功能衰竭而死亡。

特发性肺纤维化是一类病因不明并以普通型间质性肺炎为特征性病理改变的一种慢性间质性肺疾病，病变局限在肺脏，易发于中老年男性人群，主要表现为进行性加重的呼吸困难，伴限制性通气功能障碍和气体交换障碍。IPF 是所有特发性间质性肺炎中最常见的亚型，发病率较高，多呈进行性恶化，药物治疗效果不佳，对患者的生活质量及身心健康的危害极大。

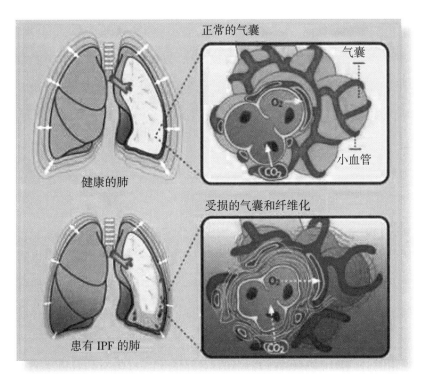

正常的气囊

气囊

O_2

小血管

健康的肺

CO_2

受损的气囊和纤维化

O_2

患有 IPF 的肺

CO_2

图 12-1　特发性肺纤维化患者的变化

二、特发性肺纤维化的危害

绝大多数 IPF 患者在发现时已到病程完全或终末期，此时治疗收效甚微，虽然治疗后临床症状有所改善，但能长期稳定者甚少。 IPF 患者预后差，确诊后的平均生存期仅有 2.5 ~ 3 年，少数患者病情发展迅速，6 个月至 1 年内死亡，老年患者预后更差，死亡率甚至高于大多数癌症。随着我国人口老龄化的加剧，IPF 的发病率会进一步增加，必定给社会带来沉重的经济与医疗负担。

第二节　让蜂窝肺来得更晚一些吧

IPF 因起病隐匿，早期时常不能被发现或易被患者忽视，并且 IPF 病因的复杂性常会导致一定的误诊和错过最佳的治疗时间，造成疾病恶化。虽然 IPF 被称为特发性，即病因不明，但近年来，大量的研究和数据预示 IPF 的发展可能与多种因素有关。

一、危险因素

1. 吸烟

吸烟可明显增加 IPF 发生的危险性。吸烟量越多，IPF 的发生率也越高，尤其是吸烟大于 20 包 / 年者。吸烟可以产生超过 4 000 余种化学物质，它们可以单独或联合导致肺损伤，这对于个体敏感的患者极易导致间质性肺病的发生。

2. 环境因素

暴露于黄铜、铅、钢铁或木质粉尘（松木）者的发生 IPF 风险显著增加。其他粉尘暴露，如理发业、鸟类饲养、石材切割和抛光等也可能与 IPF 的发生有关。

3. 病毒感染

绝大多数 IPF 患者肺中可以检测到 EB 病毒、巨细胞病毒、丙型肝炎病毒和人疱疹病毒中的一种或多种，因此认为慢性病毒感染作为一种免疫刺激，引起慢性增殖性或炎性环境，在修复中发生了肺纤维化。

4. 胃食管反流

不少 IPF 患者存在胃食管反流症状，长期反复的胃内容物吸入可能导致肺纤维化的发生。

5. 遗传因素

IPF 的发生可能与遗传有关。家族性肺纤维化的病例逐渐增多，这些病例尤其多见于嫡亲和单卵双胞胎。某些已知遗传疾病患者的肺纤维化发病率很高，可以发现有家族化的因素存在。

二、IPF 引起的机体变化

1. 呼吸困难

进行性呼吸困难是最突出的症状，尤其是活动后呼吸困难更为明显。

2. 慢性干咳

部分患者有不同程度的咳嗽，主要为干咳或有少许白色黏液痰。

3. 呼吸改变

疾病早期可能查不到肺部体征，随着病情进展可出现呼吸浅快、发绀，通常表现为安静时呼吸频率增快，重者出现低氧血症。

4. 其他

可出现食欲减退、消瘦、乏力、不明原因体重下降等症状。

5. 肺纤维化的常见体征

（1）呼吸困难和发绀。

（2）胸廓扩张和膈肌活动度降低。

（3）两肺中下部 Velcro 啰音，具有一定特征性。

（4）杵状指／趾。（见图 12-2）

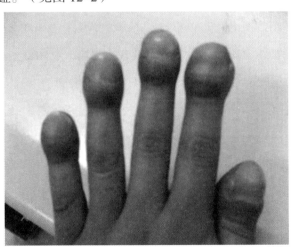

图 12-2　杵状指／趾

（5）终末期呼吸衰竭和心力衰竭相应征象。

三、辅助检查

临床上通过详细的病史采集和体格检查，包括并发疾病、用药情况、环境暴露因素和家族病史，可排除已知原因导致的纤维化性肺疾病；同时，结合病理学、影像学等多学科分析来确诊肺纤维化类型。以下是常用的特发性肺纤维化诊断方法：

1. 实验室检查

患者需进行血常规、生化八项、凝血四项、血气分析等常规检查；同时，IPF 通常还需要进行血沉、抗核抗体、免疫八项等专项实验室检查，以助更好地诊断病情。

2. 胸部 X 线检查

95% 的 IPF 患者胸片表现异常，最常见的为肺容积减小，双下肺网状或结节状浸润影，病变往往呈弥漫性，因此，胸部 X 线检查有助于 IPF 疾病的诊断。

3. 高分辨 CT 扫描

胸部 HRCT 是诊断 IPF 的必要手段。高分辨 CT（HRCT）扫描对显示 1~2 厘米的肺实质病变比 X 线更敏感，且对 IPF 具有特异性，对病变的范围和性质可提供有用的信息。普通型间质性肺炎的胸部 HRCT 特征性表现为胸膜下、基底部分布为主的网格影和蜂窝影，伴（或不伴）牵拉性支气管扩张，其中蜂窝影是诊断确定普通型间质性肺炎的重要依据。

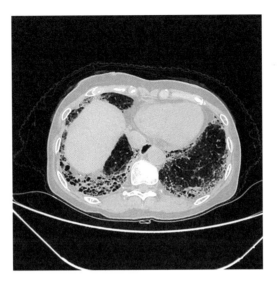

图 12-3　双下肺胸膜下网格影

4.肺功能检查

IPF 特征性生理改变包括肺容积减小、弥散功能降低和低氧血症。肺功能检查对评价病变范围和评估疗效是很有价值的。

5.运动试验

运动时所测定的一系列气体交换指标是监测病情的最敏感指标，一般采用 6 分钟步行试验。尽管 6 分钟步行试验的检查应用受限，但它作为疾病进展或缓解的定量指标还是可以接受的。

6.肺组织活检

通过纤维支气管镜、可视胸腔镜或局部开胸，在直视下有选择地摘取肺组织等取材方法，对组织标本进行病理检查以明确诊断。

四、主要治疗

60% 被诊断为 IPF 的患者未能获得及时或有效的治疗，接受治疗的 IPF 患者常常已处于疾病发展的后期，患者的肺功能和生活质量均已经变得很差。目前尚无确定疗效的治疗措施来逆转 IPF 的自然进程，现行的治疗方案主要是帮助患者延缓疾病的进展、减轻症状、保持生活质量并能维持日常生活、延长生存时间、预防急性加重。

1. 非药物治疗

（1）戒烟。必须劝导和帮助患者戒烟，且注意远离吸烟人群。

（2）氧疗。氧疗可以改善患者的缺氧情况。推荐参照慢性阻塞性肺疾病氧疗指征，静息状态低氧血症（$PaO_2 < 60$ 毫米汞柱或 $SaO_2 > 88\%$）的 IPF 患者应该接受长程氧疗，氧疗确切时间因人而异，一般建议每天大于 15 小时。

（3）机械通气。机械通气可能是极少数 IPF 患者氧疗与肺移植之间的过渡方式。无创正压通气可能改善部分 IPF 患者的缺氧，延长生存时间。

（4）肺康复。肺康复是针对有症状及日常活动能力下降的慢性肺病患者的一项全面干预治疗手段，目的在于减轻症状，改善机体功能，稳定或延缓疾病发展，降低医疗费用。肺康复的内容包括呼吸生理治疗、全身性运动和呼吸肌锻炼、营养支持、精神治疗和病人教育，肺康复已广泛应用于慢性阻塞性肺疾病患者的治疗，也适于 IPF 患者。

（5）肺移植。肺移植技术已经成为各种终末期肺疾病的主要治疗手段。IPF 患者接受肺移植可以提高生存率，改善生活质量，5 年生存率逐年提高，目前可达 50%~56%。国内已经有多家医疗机构开展肺移植。

2. 药物治疗

（1）吡非尼酮。吡非尼酮是一种多效性的吡啶类化合物，具有抗炎、抗纤维化和抗氧化特性。吡非尼酮能够抑制调节重要的促纤维化和促炎细胞因子，抑制成纤维细胞增殖和胶原沉积。吡非尼酮能够显著地延缓患者用力呼气时肺活量的下降速率，一定程度上降低病死率。

（2）尼达尼布。尼达尼布是一种多靶点络氨酸激酶抑制剂，能够抑制血小板衍化生长因子受体、血管内皮生长因子受体及成纤维细胞生长因子受体。尼达尼布能够显著地减少 IPF 患者用力呼气时肺活量下降的绝对值，缓解疾病进程。

五、患病后的自我照护和康复要点

1. 长期家庭氧疗

首先，吸氧在IPF合并低氧血症时能改善患者的生活质量，提高其活动能力。其次，低氧是IPF患者运动中呼吸困难的形成原因，因此，运动中氧气供应会改善患者的缺氧和呼吸困难，也会降低患者的病死率。

2. 预防肺部感染

感染是IPF的病因，也是IPF急性加重的诱因。由于IPF患者存在免疫功能缺陷，容易导致各种感染，从而诱发病情加重，在激素治疗过程中，机体免疫功能进一步受到抑制，更易遭受病原体侵袭，尤其容易受凉感冒，随后出现发热、咳嗽、咳痰加重、气促明显。部分患者肺内病灶迅速扩展，病情进行性加重至死亡。因此，预防肺部感染是出院后患者自我管理最重要的部分。

（1）房间保持干净、整洁，调节温度22℃~24℃、湿度50%~60%为宜。天气干燥时，可进行空气湿化。雾霾天气可使用空气净化装置，减少病毒和细菌的繁殖。定期清洗空调滤尘网，经常清洗和晾晒床上用品，不使用羽毛或陈旧棉絮等易引起过敏的物品填充的被褥。避免烟雾、香水、空气清新剂等带有浓烈气味的刺激因素。

（2）注意防寒保暖，及时增减衣服，预防感冒，避免直接吸入冷空气，以免加重咳嗽。

（3）减少探视，避免接触感冒患者和到人群密集的公共场所，出入戴口罩。

（4）注意手卫生，勤洗手。

（5）戒烟和避免二手烟的刺激。

3. 适当运动

适当运动能维持肌肉正常的肌力与肌张力，对抗疲劳。但研究发现，运动过程中IPF患者较早出现明显的呼吸困难，并且进一步迅速加重呼吸困难，同时出现明显的血氧饱和度下降从而限制运动，使最大运动能力降低。有报道，患者由于激烈运动而发生急性心功能不全和呼吸衰竭导致猝死的案例，因此，运动时要以安全和不加重病情为宜。

（1）上肢运动和下肢运动是肺康复训练的基本项目，可增加机体的活动耐力，步行是被广泛使用的下肢运动，上肢运动锻炼可使手部和肩部的肌肉群强壮，有助呼吸顺畅。卧床患者可以由家属协助进行肢体功能锻炼，症状严重不能外出时，可选择简单的放松锻炼。

（2）避免剧烈运动，如快跑以及打球等竞技运动。运动前先热身，若运动中出现呼吸困难情况应及时停止，必要时给予吸氧。所有的运动以及患者日常活动都应该视病情而定，活动以不感到过度疲劳、不加重症状为宜。

（3）根据患者的主观感受、呼吸困难与心悸的程度，结合呼吸频率、心率、SpO_2 等客观指标来确定锻炼强度和时间。

4. 均衡营养

营养不良会增加机体对炎症反应的易感性。研究报道，IPF 患者的生存率与体重指数密切相关，体重指数越高，IPF 患者的生存优势越显著。饮食原则上遵循高蛋白、高维生素、低盐食物为主，戒烟、酒。

5. 情绪控制

IPF 患者由于病情反复，疗效不明显以及药物的副作用，常出现情绪低落、焦虑、忧郁及失眠等症状，患者需正确认识和面对疾病。

（1）加强对 IPF 的认识，积极预防疾病的复发，避免因疾病发作或加重引起的不良情绪。

（2）树立积极的心态，正确对待社会及家庭角色的转换，避免或减少因角色转换带来的心理落差感。

（3）建立社会支持系统，得到家人及朋友的理解、支持与鼓励，培养健康的兴趣爱好，转移对疾病的注意力，这对应对不良情绪有良好的帮助。

（4）学会控制和放松情绪，释放压力，不看紧张、刺激的电视、球赛，避免因情绪激动而诱发气促。

6. 自我病情监测

• 学会关注自己的基础生命体征

（1）体温：正常值为 36℃ ~37℃，发热提示有可能合并感染，若自觉不舒适，应学会测量体温，观察是否发热，并注意发热的时间和程度。

（2）呼吸频率：正常值为 16~20 次 / 分钟。呼吸频率是反映 IPF 病情变化的一个敏感指标，若发生呼吸频率较平时明显增加，气促严重，且安静状态下不能减缓时，要注意及时就诊。

（3）心率：正常值为 60~100 次 / 分钟。血液内含氧量不足时心率常常会增快，当感觉心悸、胸闷或心率超过 120 次 / 分钟，需及时就诊。

（4）血压：坚持监测血压，血压值保持相对稳定，过低或过高时均会引起不适，应及时到医院进行药物调整。

（5）外周血氧饱和度：血氧饱和度是反映呼吸循环功能的一个重要生理参数，可以购买脉搏血氧仪定时监测 SpO_2。正常人的血氧饱和度为 95% 以上，在 95% 以下为供氧不足。静息时 $SpO_2 \leqslant 90\%$ 应吸氧或到医院就诊。

• 定期复查，监测疾病发展进程

药物的用量因人而异，药物的疗效也各有不同，医生将根据患者的症状、主诉、检查结果个体化调整药物的用法和剂量。因此，应按照医嘱用药并定期复查，以监测疾病发展进程。

• 当患者出现以下情况时需及时就医

（1）气促比原有基础加重，休息时仍不能减低气喘程度。

（2）咳嗽频率增加，痰液增多、变稠、变黄。

（3）新近发生的心律失常，出现心悸、胸闷。

（4）存在不寻常的嗜睡或意识障碍。

（5）感冒、发热。

（6）新出现口唇发绀或双下肢水肿，或上述体征较前加重。

（7）黑便或呕血。

参考文献

[1] 李为民, 刘伦旭. 呼吸系统疾病基础与临床 [M]. 北京：人民卫生出版社, 2017.

[2] 吴小玲, 金洪. 畅呼吸临床实用指南 [M]. 成都：四川科学技术出版社, 2014.

[3] 中华医学会呼吸病学分会间质性肺疾病学组. 特发性肺纤维化诊断和治疗中国专家共识 [J]. 中华结核和呼吸杂志, 2016, 39（6）:427-432.

[4] 曹孟淑, 蔡后荣, 代华平. 2015ATS/ERS/JRS/ALAT 官方的临床实践指南：特发性肺纤维化的治疗（执行摘要）[J]. 中国呼吸与危重监护杂志, 2016（2）:189-197.

[5] 范碧君, 蒋捍东. 2015 版特发性肺纤维化治疗指南解读 [J]. 世界临床药物, 2016（7）:453-456.

[6] 李燕, 苗立云, 姜涵毅, 等. 特发性肺纤维化预后相关因素的回顾性研究 [J]. 中国呼吸与危重监护杂志, 2012, 11（3）:257-261.

[7] 周诗扬, 李晓莉. 肺间质纤维化患者的家庭护理 [J]. 中国实用神经疾病杂志, 2011, 14（10）:72-73.

第十三章 肺血栓栓塞症

49岁的北京大学医学教授接受脊柱手术后第7天猝死，20岁左右的年轻人网吧久坐一夜猝死……一系列引人深思的"猝死"，究为何因？肺栓塞（pulmonary embolism, PE）是指各种栓子阻塞肺动脉系统为其发病原因的一组疾病或临床综合征总称。最常见的是血栓栓子，其余少见栓子包括脂肪、羊水、空气等。当栓塞物为血栓时，称为肺血栓栓塞症（Pulmonary Thromboembolism, PTE），肺血栓栓塞症占肺栓塞的99%以上，故通常所说的肺栓塞就是指肺血栓栓塞症。目前急性肺栓塞已成为最常见的心血管系统疾病，也是最常见的三大致死心血管疾病之一。美国每年新发肺栓塞23.7万例。我国急性肺栓塞防治项目对1997～2008年全国60多家三甲医院的急性肺栓塞病人进行注册登记，约1 679.2万例住院病人中有18 206例诊断为急性肺栓塞，发生率为0.1%。

第一节 不容忽视的经济舱综合征

一、经济舱综合征与肺栓塞

经济舱综合征（economy class syndrome）时常被提及，经济舱综合征，顾名思义，经常袭击的对象是经济舱的乘客。因为飞机经济舱或火车座位相对来说间距小，显得拥挤，以致坐在其中不便活动，人的腿部一直弯曲，双下肢静脉血液回流缓慢、血液淤滞，甚至会在下肢出现血液凝聚而形成血栓，临床上称为深静脉血栓形成。下肢静脉血栓形成后，因刚刚形成的血栓容易脱离静脉壁，随血液回流入右心室，到达肺动脉，阻塞肺动脉，从而会发生一系列的症状，甚至会导致猝死，临床上称为肺栓塞。可以说，下肢深静脉血栓栓塞症（deep vein thrombosis, DVT）和肺栓塞症是同一疾病在不同部位的表现，也是同一疾病的不同疾病阶段。它们统称为静脉血栓栓塞症（venous thromboembo lism，VTE）。

二、肺栓塞的危害

单纯的下肢静脉血栓问题并不大，但是血栓一旦脱落，危险可以说是致命的。肺是人体重要的呼吸器官，吸入肺内的氧气和血液中的二氧化碳在这里得以交换，并通过心脏输送到全身各处。然而，当栓塞物质，例如血栓进入肺血管内，阻断肺组织的血液供应引起病变，肺则不能正常工作，导致全身供氧不足，引起其他重要脏器罢工（见图 13-1），可出现休克甚至死亡，因此，肺栓塞的危害不容忽视。未经治疗的肺栓塞死亡率高达 25% ~ 30%，肺栓塞所致的死亡常出现在发病后早期，其中 44% 死于栓塞后 15 分钟内，另外 22% 死于栓塞后 2 小时内。

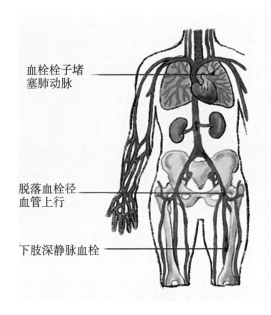

血栓栓子堵塞肺动脉

脱落血栓径血管上行

下肢深静脉血栓

图 13-1　下肢血栓游走路线

第二节　别让你的肺被堵住了

经济舱综合征一定是经济舱乘客的"特权"吗？其实不然。事实上，不论是坐飞机还是火车、巴士，甚至是在办公室里，只要是长时间坐着不动，下肢静脉都容易形成血栓，进而有发生肺栓塞的可能。虽然经济舱综合征可能导致严重的后果，但大家也不要谈虎色变。经济舱综合征是能够避免的。

一、如何识别深静脉血栓和肺栓塞发生的危险因素

深静脉血栓和肺栓塞具有共同的危险因素。目前，医学界普遍认为静脉血栓的发生与三个重要因素有关：血流瘀滞、血管内皮损伤及血液高凝状态。遗传性因素（原发性）和获得性（继发性）因素都可导致上述三个危险因素的形成或增加，增加静脉血栓的发生风险。

1. 获得性因素

获得性因素是指由于后天的某种疾病或状态引起的血液性状改变和流速的减慢。以经济舱综合征为例，由于飞机座位狭窄，座椅边缘长时间对下肢的压迫，会进一步加重下肢静脉血流的瘀滞。长时间乘坐其他交通工具，也同样会导致下肢静脉血流瘀滞的发生。另外，由于飞机内的空气是循环过滤的，空气非常干燥，飞机上又时常为乘客提供咖啡、酒类等利尿的饮料，导致乘客体内水分大量流失，使血液变得黏稠，呈高凝状态。

那为什么同机舱乘客都暴露在相同的环境下，有的人却不会发生经济舱综合征呢？这是由于乘客自身的内环境因素在此疾病的发生中起了重要的作用。

2. 遗传性因素

一些先天性的凝血因子、抗凝因子和纤溶系统异常的疾病均易导致血栓的形成，如蛋白 C 缺乏症、纤溶酶原缺乏症等。

3. 请鉴别一下，你是危险人群吗

（1）以往有血栓病史者。

（2）凝血功能异常者。

（3）下肢静脉疾病者，如静脉曲张、血栓性静脉炎。

（4）妊娠或长期服用口服避孕药者。

（5）创伤 / 骨折，外科手术者。

（6）有糖尿病、高脂血症、高血压、动脉硬化者。

（7）肥胖者。

（8）吸烟者。

（9）长期卧床者、治疗性肢体制动者或长途旅行者。

二、肺栓塞的症状

肺栓塞的症状多种多样，但缺乏特异性。症状的严重程度可根据栓子大小、栓塞部位、栓塞范围及患者基础心肺功能而不同，可表现为无症状到猝死的极大

跨度。

　　常见的症状有：呼吸困难、胸痛和咯血，称为肺栓塞三联征，但实际临床上同时出现三种症状的患者不到30%。晕厥可为肺栓塞唯一的或首发症状，有晕厥症状的患者，死亡率高达40%。如果患者出现上述症状，又没有其他明确病因，应当警惕肺栓塞的可能，及时就医。

三、辅助检查

1. 血浆 D- 二聚体检测

　　血浆 D- 二聚体检测对于急性肺血栓栓塞诊断敏感性高但特异性差，对于急性肺栓塞有较大的排除诊断价值。

2. 心电图

　　心电图的表现无特异性，不能作为肺栓塞的诊断依据，但右心室负荷增加的征象对于肺栓塞有提示作用。

3. 超声心动图

　　超声心电图在提示诊断、预后评估及排除其他心血管疾病方面有重要价值，是基层医疗机构诊断肺栓塞的重要常用技术，也是对于疑诊高危肺栓塞患者的首选检查。超声心动图可为肺栓塞诊断提供间接及直接征象。

4. 胸部 X 线

　　胸片在80%的肺栓塞患者中提示有异常表现，但缺乏特异性，可提供心肺全面情况，有助于鉴别诊断其他胸部疾病。

5. 螺旋 CT 肺动脉造影

　　螺旋 CT 肺动脉造影具有无创、扫描速度快、图像清晰、较经济的特点。将造影剂经外周静脉注入后，可在 CT 下直观判断肺动脉栓塞程度和形态以及累及范围。螺旋 CT 肺动脉造影对于肺栓塞诊断的特异性及敏感性均较高，已成为急性及非急性肺栓塞诊断的首选检查。

6. 肺动脉造影

肺动脉造影是诊断急性肺栓塞的金标准。但其为有创检查，需行股静脉穿刺，将检查导管顶端经右心房、室放入肺动脉主干，可发生严重并发症甚至致命，目前仅用于其他无创条件下无法确诊的肺栓塞及复杂心肺血管疾病，或为介入治疗提供最佳解剖血和血流动力学资料。

7. 下肢静脉彩超

由于急性肺栓塞和下肢深静脉血栓密切相关，且下肢静脉彩超简单易行，在急性肺栓塞诊断中具有一定价值。

四、如何预防肺血栓栓塞症

1. 水分补充

为避免血液黏稠，一日饮水量应大于 1 500 毫升。处于飞机干燥环境中，首先最重要的工作就是努力补充水分，每小时最好补充 200 毫升的水，避免酒精及含有咖啡因的饮料。有研究报道，偶尔来一杯含维生素 C 丰富的饮料是一个不错的选择。

2. 适当活动

避免久站、久坐、久卧。长途旅行时，上了交通工具不要只顾睡觉。1 小时要做 3 ~ 5 分钟的脚部运动包括脚尖、脚趾及膝盖运动（见图 13-2）。搭机及乘火车时，可适当在舱内走动。自驾车应当每 2 ~ 3 小时下车活动下筋骨。手术者或卧床者在未发生静脉血栓之前提倡及时下床，不能下床活动者应在床上做下肢关节活动，包括膝部、踝部、足趾（见图 13-3、图 13-4）；抬高下肢 45 度，利于静脉血液回流，勿要将枕头垫在小腿肚上，以免影响血液回流；意识障碍者应该在家人协助下完成下肢被动活动（见图 13-5、图 13-6）。

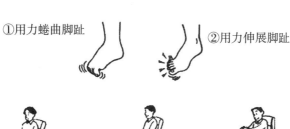

①用力蜷曲脚趾　　②用力伸展脚趾

③上下踮脚尖　　④脚背向上翘　　⑤双手抱膝以脚踝为支点旋转足部

图 13-2　脚尖、脚指、膝盖运动

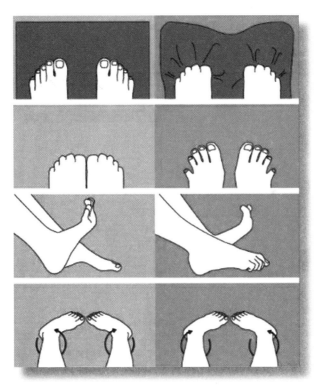

图 13-3　足趾及踝部运动

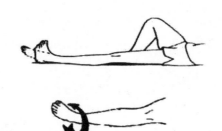

图 13-4　踝部运动

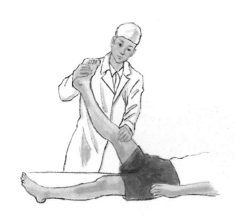

图 13-5　下肢被动活动

图 13-6　下肢被动活动

3. 宽松的衣物

穿着宽松的衣物，避免穿过紧的袜子和裤腰，都有利于下肢静脉血液的回流。

4. 保护高危人群

针对具有上述危险因素的人群，可在医生的建议下采用机械预防的措施，如梯度加压弹力袜（见图 13-7）、间歇充气加压治疗（见图 13-8）等。穿着梯度加压弹力袜的注意事项如下：晨起，在下床前穿好弹力袜，应当避免在久坐久站后直接穿着弹力袜，这样反而可能导致下肢血流的瘀滞；每晚睡觉前应脱下弹力袜并做抬高下肢的动作。具体穿着方法见示意图（图 13-9）。若需使用抗血栓药物或抗凝药物，必须遵医嘱按时服药，不随意增减剂量，并定期门诊随访，监测出凝血时间。

弹力袜织造原理

弹力袜在脚踝部建立最高支撑压力，顺着脚部向上逐渐递减，在小腿肚到最大压力值的70%~90%，在大腿处减到最大压力值的25%~45%。压力的这种递减变化符合人体血液回流的需要。

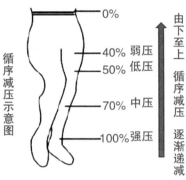

图 13-7　梯度加压弹力袜

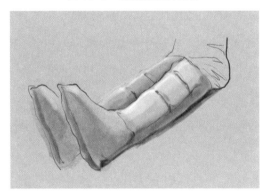

图 13-8　间歇充气加压治疗

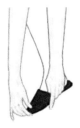 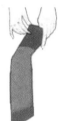 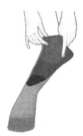 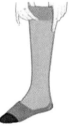 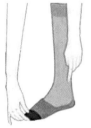

1 在脚上套好专用袜套。

2 将袜子外翻至脚后跟部。

3 两手拇指撑开袜子，拉至脚背调整好脚后跟部位。

4 把袜筒往上翻，拇指在内，四指在外，逐步向上以"Z"字形上提。

5 从袜子开口处，轻轻拉出专用袜套，穿着完毕。

图 13-9　弹力袜穿着方法

5. 症状识别

严密观察有无静脉血栓形成发生的早期征象，特别是久站、久坐、久卧后出现下肢不对称性肿胀、患肢血栓形成部位压痛、皮肤温度升高等情况时；若在长途旅行结束几小时甚至数周后出现胸痛和（或）呼吸困难，均要警惕肺栓塞的发生。此时应选择轮椅等转运工具，及时到医院就医，严禁步行就医。新发血栓的患者在就医前应该严禁活动、按摩及热敷患侧肢体，以避免栓子脱落。

6. 戒烟戒酒

吸烟会导致血管痉挛或收缩，造成血管内壁损伤；酒精会加速体液丢失，可致血液黏稠度进一步增加，进而加速各器官动脉粥样硬化以及血栓形成。

7. 其他类型肺栓塞的预防

引起肺血管堵塞的栓子除了血栓以外，包括脂肪、羊水、空气等各类异物。

（1）脂肪。下肢长骨骨折，骨髓中的脂肪滴进入血液循环导致栓塞。另外，现在有很多爱美女性为了苗条身姿，到整形医院接受吸脂术，由于这种原因导致的脂肪栓塞在临床上也越来越常见。

（2）羊水。产后羊水由血管断端进入血液循环导致栓塞，羊水栓塞是分娩期的严重并发症之一。

（3）空气栓塞。常见于意外以及减压病。减压病是由于在高压环境作业后减压不当，体内原已溶解的气体到了低压的环境后，由于超过饱和界限，被迅速释放，在血管内产生气泡并栓塞血管，这种空气栓塞症常见于水肺潜水运动员或爱好者。

对于以上原因导致的栓塞，应当采取合理的针对性预防措施，包括：选择运动与饮食控制的科学减肥方法，若确实要行抽脂手术，务必选择正规的大型医院进行。高压环境作业者应当按照执业要求规范地循序渐进地减压。水肺潜水爱好者在离开水面后24小时内勿要乘坐飞机，避免压力骤减导致血液内气体释放，引起空气栓塞。

五、主要治疗方法

除吸氧、止痛、镇静、纠正休克和心力衰竭以及舒张支气管等对症治疗措施外，特异性治疗还包括抗凝、溶栓、手术治疗等。

1. 抗凝治疗

抗凝治疗是肺栓塞的基本治疗方法，可有效防止血栓再形成和复发，为机体发挥自身的纤溶机制溶解血栓创造条件。目前抗凝药物主要有普通肝素、低分子肝素、华法林和仅抑制某一个凝血因子的新型口服抗凝药，如阿哌沙班、利伐沙班、依度沙班等。

2. 溶栓治疗

溶栓治疗适用于存在休克性低血压的高危病人和部分病情恶化的中危病人。溶栓治疗可溶解血栓，恢复肺组织灌注，降低肺动脉压，改善右心功能。溶栓治疗常用药物为尿激酶、链激酶。溶栓治疗的主要并发症为出血。

3. 外科手术治疗

外科手术适用于有溶栓禁忌症或溶栓失败的部分患者。肺动脉血栓内膜剥脱术是慢性血栓栓塞性高血压患者首选治疗方案。

4. 内科介入治疗

对于溶栓治疗有绝对禁忌症的患者，可采用导管碎栓、切栓及血栓抽吸等物理治疗方法。对于存在抗凝药物绝对禁忌以及接受足够强度抗凝治疗后仍复发的肺栓塞患者，可选择植入静脉滤器。

六、患病后的自我照护及康复

1. 活动与休息

（1）溶栓治疗期严格卧床休息，避免患侧下肢过度屈曲，保持大便通畅，以防下肢血管压力突然升高，使得血栓在此脱落形成新的危及生命的栓塞。将患肢抬高至心脏以上水平，可利于下肢静脉回流，禁止热敷、按摩及拍打患肢。健侧肢体正常活动，避免血栓形成。

（2）单纯肺栓塞患者、肺栓塞合并远端深静脉血栓者（腘静脉以下深静脉，包括腓静脉、腓肠肌深静脉、胫骨后静脉和踝静脉血栓形成）、肺栓塞合并小腿肌间静脉血栓者，在接受充分抗凝治疗后（由医生评估），根据患者自身情况活动。活动耐力正常的病人，应当多下床活动，下床活动时注意安全，预防跌倒；对于活动耐力下降或卧床的患者，应当在床上活动肢体，做下肢关节的活动，抬高下肢，利于静脉回流，不要在小腿下侧垫枕头等，以免影响下肢回流；对于意识障碍，自理能力重度依赖的患者，应由家属帮助勤翻身，做肢体的被动运动，抬高下肢，利于静脉回流。

（3）肺栓塞合并近端深静脉血栓（腘静脉及以上深静脉，包括股静脉、股深静脉和髂静脉深静脉血栓形成）急性期应严格卧床休息，患肢制动并抬高，以利于静脉回流。避免对患肢进行按摩、搬动、热敷或者冷敷，同时，患肢勿过度屈曲以防栓子脱落，再次造成重要脏器的栓塞，如肺栓塞复发、猝死等。可做足部的屈伸运动。意识障碍的患者，家属应当帮助其做足部的被动运动。因此当医生、护士告诉你需要严格卧床休息时，为了你的生命安全，请你一定严格卧床。患者应在床上翻身，2~3小时/次，翻身动作要轻柔。健侧肢体应当多活动，避免血栓形成。在床上或床旁大小便，切勿下地活动。

（4）治疗恢复期卧床与活动。具体如下：

a.溶栓治疗恢复期仍需卧床2周左右，下肢须进行适当的活动或被动关节活动，具体方法如下：病人取平卧位，抬高患肢约45度，保持2～3分钟，然后将患肢沿床边下垂3～5分钟，再放平患肢2～3分钟，同时进行踝部和足趾的活动。每日锻炼数次，每次5～6组，以便更好地恢复患肢机能。

b.穿梯度加压弹力袜。

c.小腿下勿放置垫子或枕头，以免加重下肢循环障碍。

d.停止卧床的患者，应当遵医嘱下床活动。最初下床时应当注意先坐起，无头晕等不适时再站起来在床旁活动。应循序渐进，避免体位改变性低血压，发生跌倒等。

2. 合理饮食

饮食结构不当或饮食习惯不良也可能导致血栓的形成。患者宜进食清淡、易消化、富含纤维素及维生素的食物，多饮水，保持大便通畅，避免腹压增加，造成血栓的脱落。进食玉米油、花生油、豆类、芝麻等可防止血栓形成的食物。在服用华法林期间应少吃含维生素 K 的食物，如动物肝脏、蛋黄。另外，在服用抗凝药物或者接受溶栓治疗期间，避免辛辣饮食、动物骨头等硬质的食物，以免引起消化道出血。

3. 遵医嘱服药

华法林是最为常用的口服抗凝药物，使用时应当注意以下事项：

（1）华法林的治疗效果个体差异大，切勿根据病友的经验自行调整服药剂量及用药时间。

（2）出院后严格遵医嘱，坚持规律、按时服药。若出现漏服的情况，应立即补服医嘱剂量，并推迟下次服药时间。禁止一次服用双倍医嘱剂量。

（3）服用华法林期间，若需要服用抗生素或者解热镇痛类药物（如阿司匹林），应当询问专业医生，以免影响华法林的效果。

（4）服药期间暂停服用各种中药制剂，以免影响华法林的用药效果监测。

（5）戒烟、戒酒，以防影响华法林的药物代谢。

（6）育龄妇女在使用华法林期间应当避孕。值得注意的是，口服避孕药会使育龄期妇女罹患静脉血栓的风险增加 3 倍。

（7）用药后的自我观察。

有高血压、高血脂、糖尿病的患者，应当按医嘱按时服用降脂、降糖、降压药物，使之控制在正常水平。

4. 自我观察

（1）自我观察早期肺栓塞的体征，如突发呼吸困难、胸痛、咯血、下肢不对称性水肿等，及时就医。

（2）抗凝药物使用后自我观察，若出现不明原因紫斑、牙龈出血、血尿、黑便、头疼、恶心等，应及时就医。对于出血伤口，应当加压止血并寻求医疗帮助。

5. 定期复查

（1）服用华法林抗凝治疗，患者应定期复查 INR 及凝血酶原时间（PT）。

（2）定期复查血气和心电图。

参考文献

[1] 李为民 , 刘伦旭 . 呼吸系统疾病基础与临床 [M]. 北京：人民卫生出版社，2017.

[2] 郭爱民 , 周兰姝 . 成人护理学（第三版）[M]. 北京：人民卫生出版社，2017.

[3] 吴小玲 , 金洪 . 畅呼吸临床实用指南 [M]. 成都：四川科学技术出版社，2014.

[4] 中华医学会心血管病血分会肺血管病组 . 急性肺栓塞诊断与治疗中国专家共识 [J]. 中华心血管病杂志，2015,44（3）:197-211.

[5] 齐浩山 , 张福先 . 急性深静脉血栓患者是否应早期下床活动 [J]. 中华外科杂志 ,2012，50（8）:688-690.

[6] 中华医学会呼吸病学分会肺栓塞与肺血管病学组 , 中国医师协会呼吸医师分会肺栓塞与肺血管病工作委员会 , 全国肺栓塞与肺血管疾病防治协作组 . 肺血栓栓塞症诊治与预防指南 [J]. 中华医学杂志 ,2018,98（14）:1060-1087.

[7] 孙建华 , 马玉芬 , 郭一峰 , 等 . 急性深静脉血栓患者早日下床活动可行性与安全性的系统评价 [J]. 中华护理杂志 ,2017,52（5）:581-584.

第十四章

肺　癌

根据世界卫生组织（WHO）2014 年公布显示，肺癌每年的发病率（180 万 / 年）及死亡率（159 万 / 年）均居于全球癌症的首位。在我国也同样如此，近年来，由于吸烟、环境和空气污染加重等诸多问题，我国癌症谱发生了变化，肺癌的发病率和死亡率快速攀升，逐渐代替胃癌，已成为我国癌症死亡的首要原因。谈癌色变，肺癌严重威胁着人们的身心健康。我们需要冷静地思考：肺癌之殇，谁之过？

第一节　肺癌离我们不远

一、什么是肺癌

原发性支气管肺癌（primary bronchogenic carcinoma）简称肺癌（lung cancer），为起源于支气管黏膜或腺体的恶性肿瘤。肺癌发病率位居肿瘤的首位，并由于早期诊断不足及预后差，对人类生存和健康构成极大威胁。据肿瘤学家预测，到 2025

年我国每年肺癌发病人数将超过 100 万，成为世界第一肺癌大国。

二、肺癌发生的危险因素

1. 吸烟

吸烟与肺癌的关系毋庸置疑。大量研究表明吸烟是导致肺癌的首要原因，也是肺癌死亡率进行性增加的首要原因。与不吸烟者比较，吸烟者发生肺癌的危险性平均高 9 ~ 10 倍，重度吸烟者可达 10 ~ 25 倍。

香烟燃烧产生的烟雾非常可怕，里面有 4 000 多种有毒化学物质，其中有致癌作用的数十种，如尼古丁、苯并芘、亚硝胺、放射性同位素等。一支烟的致癌危险性相当于 1 ~ 4 毫弧度的放射线，每天吸 30 支烟，相当于接受 120 毫弧度的放射线剂量，而到医院拍一张胸片，放射线剂量也不过为 40 毫弧度。香烟如此可怕，可想而知，如果长期吸烟，烟雾中致癌物质反复刺激支气管黏膜或腺体，导致肺癌发生的危险性会越来越高。吸烟量与肺癌发病率之间存在明显的量—效关系，开始吸烟的年龄越小，吸烟累积量越大，肺癌的发病率就越高。

研究发现，被动吸烟或环境吸烟（也就是我们说的二手烟）同样是肺癌的重要病因之一。丈夫吸烟而妻子不吸烟的家庭中，妻子发生肺癌的危险性为夫妻均不吸烟家庭中妻子的 2 倍，且危险性随着丈夫的吸烟量的增大而升高。二手烟在家庭中、公共场所、工作场所都可以接触到，二手烟虽然比直接吸入气道的烟浓度要低，但也达到了气道黏膜的致伤性，且二手烟往往是受到多个吸烟者的轮番轰炸，烟雾会长时间在室内残留，不易消散，这些因素都导致二手烟对人类健康的威胁越来越大。

2. 职业致癌因子

目前已明确的可导致肺癌的职业因素包括石棉、砷、铬、镍、铍、煤焦油、芥子气、三氯甲醚、氯甲甲醚、烟草的加热产物以及铀、镭等放射性物质衰变时产生的氡和氡子气，所有这些因素可使肺癌发生危险性增加 3 ~ 30 倍。

3. 空气污染

包括室内小环境和室外大环境污染。室内被动吸烟、燃烧燃料和烹调过程中均可产生致癌物，特别对女性肺腺癌的影响较大。

在重工业城市大气中，存在 3,4- 苯并芘、氧化亚砷、放射性物质、镍、铬化合物以及不燃的脂肪族碳氢化合物等致癌物质。在污染严重的大城市中，尤其是在一些雾霾高发地区，肺癌的发生率明显高于全国平均水平，居民每日吸入空气中的苯并芘量可超过 20 支香烟的含量。而大气中苯并芘含量每增加 1 ~ 6.2 微克 /1 000 立方米，肺癌的死亡率可增加 1% ~ 15%。有资料显示城市肺癌的发生率明显高于农村。

4. 电离辐射

大剂量电离辐射可引起肺癌，人群中电离辐射的来源可来源于自然界、医疗照射及 X 线诊断的电离辐射。若一个人经常接受高剂量的 CT 检查，时间长了也可能诱发肺癌。

5. 饮食与营养

研究表明，较少食用含 β 胡萝卜素的蔬菜和水果以及血清中 β 胡萝卜素水平低的人发生肺癌的危险性高，尤其对吸烟者更明显。

6. 其他诱发因素

结核病患者患肺癌的危险性是正常人的 10 倍。此外，一些病毒感染、真菌毒素（黄曲霉素）等，对肺癌的发生可能有一定的影响。

7. 遗传和基因改变

医学界现在已逐步认识到肺癌可能是一种外因通过内因发病的疾病。这些外因可诱发机体细胞的恶性转化和基因的改变，包括原癌基因的活化、抑癌基因的失活等可导致细胞生长的失控。这些基因改变是长时间内多步骤、随机产生的。许多基因发生癌变的机制还不清楚，但这些改变最终涉及细胞关键性生理功能的失控。

三、肺癌的危害

1. 肺癌的危险在悄悄靠近

肺癌起病隐匿，早期患者大多无症状，在患者无感知的情况下，恶性肿瘤已悄悄侵袭患者的身体，肿瘤细胞可无限制地增殖生长，进而浸润周围组织甚至向全身转移、扩散。这也是为什么肺癌的死亡率如此之高——因为难以在早期发现。肺癌的预后与早期诊断和早期治疗密切相关，但80%左右的患者就诊时已是中、晚期。Ⅰ期肺癌5年生存率为45%~50%，Ⅳ期肺癌却只有1%，不幸的是一半以上的肺癌患者在确诊时就已经是Ⅳ期肺癌了。早期诊断肺癌目前没有针对性的特异性肺癌生化指标，体检胸片对早期肺癌的发现效果也并不是特别理想。

2. 肺癌的临床表现

咳嗽是肺癌的早期症状，但是此症状往往容易被医患双方忽略，尤其在空气质量不佳的情况下咳嗽较常见，容易漏诊。早期常为刺激性干咳，随着肿瘤的增长可引起气道狭窄而咳嗽加重，呈高调金属音性咳嗽或刺激性呛咳；患者在活动时气促是肺癌的另一个早期症状，当肿瘤阻塞支气管会导致患者胸闷、气促、呼吸困难的表现，但这个症状容易被认为是年老、体质差或肥胖导致；应注意肿瘤侵入血管可造成出血，引起咯血；肿瘤组织坏死可引起发热，但多数发热是由肿瘤引起的阻塞性肺炎所致；肿瘤发展到晚期，由于肿瘤毒素和消耗的原因，并有感染、疼痛导致的食欲减退，表现为消瘦或恶病质。

随着肿瘤侵犯可引起胸痛，近半数的患者有模糊或难以描述的胸痛，于呼吸、咳嗽时加重；肿瘤组织压迫或转移至纵隔淋巴结压迫喉返神经可引起声音嘶哑；肿瘤侵犯或压迫食管，可引起吞咽困难；肿瘤转移累及胸膜或淋巴回流受阻导致胸腔积液的发生；上腔静脉被侵犯可引起静脉回流受阻出现上腔静脉阻塞综合征，患者表现为头颈部和上胸部静脉怒张、皮肤水肿；肿瘤压迫颈交感神经，可引起患侧眼睑下垂、瞳孔缩小、眼球内陷、同侧额部与胸壁少汗或无汗等表现，压迫臂丛神经造成腋下烧灼样疼痛，夜间尤其明显。

肺癌还可以转移到胸腔外的其他部位，转移到颅内，可引起头痛、恶心、呕吐、精神异常等中枢神经系统的症状；转移到骨骼，可引起骨痛和病理性骨折；转移到腹部，可侵犯肝脏、胰腺，可引起肝区疼痛、胰腺炎等症状；转移到淋巴结，可引起淋巴结肿大，锁骨上淋巴结是肺癌常见的转移部位。

肺癌还有一些非转移性胸外表现，又称副癌综合征，可以表现为杵状指（趾）、肥大性肺性骨关节病、厌食呕吐等水中毒症状、男性乳房发育、神经肌肉症状、腹泻、心动过速等。

第二节　如何跟肺癌说"不！"

我国肺癌的发病率和死亡率不断上升，面对这个头号癌症杀手，我们必须努力与它抗争，对肺癌说"不！"首先，我们应尽量远离肺癌发生的危险因素，关注肺部不适，最重要的就是早诊断早治疗。在肺癌抗击战中，我国医务人员经过几十年的科学研究和临床实践，使肺癌的筛查、诊治取得了飞跃的发展。临床上根据肺癌治疗原则分为肺癌的三级预防。

一、怎样预防肺癌的发生

Ⅰ级预防又称病因预防，包括以下几方面：

1. 不吸烟和戒烟

由于目前没有有效的肺癌化学预防措施，不吸烟和及早戒烟可能是预防肺癌最有效的方法。有明确证据表明，戒烟后发生肺癌的危险性进行性减少，戒烟越早，患肺癌的危险性越低，1 ~ 5 年后可减半，10 ~ 15 年后的发病率相当于终生不吸烟者；同时应避免被动吸烟，远离吸烟环境。

2. 远离污染和放射物

减少职业危害，在一些有毒有害环境下作业时应做好职业防护，定期体检；减少室内空气污染，采用空气净化装置，并注意厨房应有良好的排风系统；应远离放射性物质，减少不必要的高剂量 CT 的照射等。

3. 饮食健康营养均衡

研究证明多种食物对预防肺癌有作用，蔬菜水果中富含胡萝卜素、维生素 C、维生素 E、叶酸等营养元素，有利于肺部健康，可适当多吃；一些食物有防癌、抗癌的作用，也应多吃，如大蒜、海产品、谷物、蘑菇、芝麻、蛋类等富含硒元素。尽量少吃或不吃腌熏、烧烤、霉变、隔夜食物。

4. 保持规律生活、心情愉快

保持心情愉快，坚持锻炼身体，充分调动机体免疫系统的功能，注意劳逸结合，增强自身防病抗病能力。

二、提倡肺癌早发现早诊断和早治疗

Ⅱ级预防，又称"三早预防"，包括以下几方面：

肺癌的远期生存率与早期诊断密切相关，因此，应该大力提倡早期诊断和早期筛查。普及肺癌防治知识，针对高危人群做好筛查；发现后及时采取措施早治疗，防止疾病进一步发展，以提高生存率。

有四类人群需要早期肺癌筛查：长期吸烟者，尤其大于 40 岁的男性；直系亲属患有肺癌者；工作和生活环境中存在致癌因素者；肺部反复慢性损伤者，如肺结核等。

当机体出现以下异常情况需要早期筛查：无明显诱因的刺激性咳嗽久治不愈；短期内持续或反复痰中带血或咯血且无其他原因可解释；在深呼吸时会加重的胸痛；肩背痛伴有手指麻木；眼睑下垂、声音嘶哑；不明原因体重下降、呼吸短促、同一部位肺炎反复发作等。

目前筛查肺癌有价值的方法是低剂量螺旋 CT 筛查，还可通过痰细胞学、纤维支气管镜检查等方法早期诊断肺癌。目前细胞学和病理学检查仍是确诊肺癌的必要手段。

三、患病后的综合治疗和康复治疗

此为Ⅲ级预防，包括以下几方面：

1. 综合治疗

确诊肺癌后可采取手术治疗、放射治疗、化学治疗、靶向治疗、免疫治疗等综合治疗手段。专科医师应根据患者的机体状况、肿瘤的病理类型、生长部位、侵犯范围、分期情况等制订个体化治疗方案，以提高疗效、减少并发症、有效防止癌症的复发和转移，尽量提高患者的生存率。近年来肺癌的一些新的治疗方法，如微波消融技术、经支气管镜介入治疗肺癌等取得了较大的进展。

对于可耐受手术的一些肿瘤类型如Ⅰa、Ⅰb、Ⅱa、Ⅱb期的非小细胞肺癌应首选手术治疗，可彻底切除肺部原发病灶、局部淋巴结及纵隔淋巴结，尽可能保留健康肺组织。Ⅲa期的非小细胞肺癌，若根据年龄、心肺功能和解剖位置合适，也可考虑手术。

在肺癌的治疗历史中，第一个显著延长肺癌患者生存期的治疗手段就是化疗。对于80%以上的不能手术的非小细胞肺癌病人来说，联合化疗可增加生存率、缓解症状以及提高患者的生活质量，化疗可使30%～40%的患者部分缓解，5%的患者完全缓解。通常小细胞肺癌发现时已转移，主要进行以化疗为主的综合治疗以延长患者生存期。

放射治疗是肺癌的主要治疗手段之一。对于早期或不适宜手术治疗的非小细胞肺癌和小细胞肺癌患者，放射治疗是并发症少而有效的非手术治疗方法。

靶向治疗是以肿瘤细胞具有的特异性（或相对特异）的分子为靶点，应用分子靶向药物特异性阻断该靶点的生物学功能，从分子水平来逆转肿瘤细胞的恶性生物学行为，从而达到抑制肿瘤生长甚至消退的目的。靶向治疗近年来发展迅速，可以明显改善肺癌患者的生活质量，延长生存期。

免疫治疗是通过修复和增强机体免疫系统的功能，使免疫系统具有识别肿瘤相关抗原、调控机体攻击肿瘤细胞的能力，从而控制和杀伤肿瘤细胞达到抗击肿瘤效果的一种疗法。其分为主动免疫治疗和被动免疫治疗，主动免疫治疗是利用肿瘤抗原的免疫原性，采用各种有效的免疫手段使宿主免疫系统产生针对肿瘤抗原的抗肿瘤免疫应答；被动免疫治疗是给机体输注外源性的免疫效应物质，包括抗体、细胞因子、免疫效应细胞等，由这些外源性免疫效应物质在宿主体内发挥抗肿瘤作用。免疫治疗近年来也得到了突飞猛进的发展，在肺癌的治疗方面发挥着越来越重要的作用。

晚期肺癌以康复、姑息和止痛治疗为主，进行生理、心理、营养和锻炼指导，尽量提高患者的生存时间和生活质量。

患者应加强营养支持，多吃高热量、高蛋白、高维生素、高纤维素、易消化的饮食，尽可能改善患者的食欲，动植物蛋白合理搭配，如蛋、鸡肉、大豆等。避免食用产气食物，如地瓜、韭菜等。合理安排休息和活动，避免呼吸道感染，增强抗病能力。

应指导患者尽快脱离过激的心理反应，保持良好的精神状态，增强治疗疾病的信心。可采取分散注意力的方式，如看书、听音乐等以减轻痛苦。对晚期癌症转移恶病质的患者，可指导家属做好临终前的护理，使患者平静地走完人生最后旅途。

参考文献

[1] 葛均波，徐永健. 内科学 [M]. 北京：人民卫生出版社,2013.

[2] 廖美琳，周允中. 肺癌 [M]. 上海：上海科学技术出版社,2012.

[3] 王强修，李钧，朱良明. 肺癌诊断与治疗 [M]. 北京：人民军医出版社,2013.

[4] 李为民，刘伦旭. 呼吸系统疾病基础与临床 [M]. 北京：人民卫生出版社,2017.

[5] 尤黎明，吴瑛. 内科护理学 [M]. 北京：人民卫生出版社，2017.

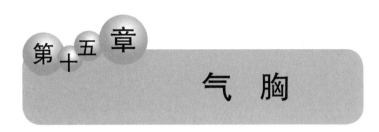

第 五 章

气　胸

17 岁的男孩小周怎么也没有想到，一个小小的喷嚏竟然也能引发气胸?! 一周前，高高瘦瘦的小周无意中打了个大大的喷嚏，紧接着就感到胸闷、气紧，到医院检查后，被医生告知左侧自发性气胸，肺压缩 65%，需要进行胸腔穿刺术抽出气体。

第一节　气胸的"喜好"

一、什么是气胸

胸膜腔由胸膜壁层和脏层构成，是不含气体的密闭性潜在腔隙。任何原因导致气体进入胸膜腔，引起胸膜腔积气状态，称为气胸（pneumothorax），俗称"爆肺""肺膜穿"。

二、气胸的分类

说起气胸，一般人只会想到由车祸、意外引起的创伤性气胸，其实还有六至七成的气胸是自发形成的。临床上把气胸分为以下几类：

1. 根据发病原因分类

（1）原发性自发性气胸。其指没有肺部明显病变的健康者所发生的气胸，多见于 20～40 岁的青壮年，男性多见。当肺内压力突然增加时（如喷嚏、咳嗽、搬提重物等），肺大泡破裂导致气胸。一般有剧烈的胸痛，随后由于肺叶被压缩出现呼吸困难，严重者发生纵隔摆动，病人烦躁不安、大汗淋漓，甚至发生休克危及生命。

（2）继发性自发性气胸。其是继发于肺部各种疾病（如慢性支气管炎、肺气肿、肺结核、肺癌等）基础上发生的气胸，形成肺大泡或直接损伤胸膜所致。

（3）创伤性气胸。其多由于肺被肋骨骨折断端刺破，亦可由于暴力作用引起的支气管或肺组织挫裂伤，或因气道内压力急剧升高而引起的支气管或肺破裂。锐器伤或火器伤穿通胸壁，伤及肺、支气管和气管或食管，亦可引起气胸，且多为血气胸或脓气胸。

（4）人工气胸。其为诊治胸内疾病，人为将气体注入胸膜腔形成。

2. 按气胸与外界空气的关系分类

（1）闭合性气胸（单纯性气胸）。其属于单纯性的一类气胸，胸膜裂口较小，肺受胸膜腔内空气压迫萎缩，进而裂口闭合，不再漏气。此时，胸膜腔内压力接近或高于大气压，抽气后压力不再升高。

（2）开放性气胸（交通性气胸）。因两层胸膜间有粘连和牵拉，使裂口持续开放。吸气和呼气时，空气自由进出胸膜腔，此时会产生纵隔随呼吸摆动的情况，严重影响呼吸循环功能。

（3）高张性气胸（高压性气胸）。胸膜裂口处呈单向活瓣，吸气时开启，空气漏入胸膜腔；呼气时关闭，胸膜腔内气体不能再经裂口返回呼吸道或排出体外。其结果是胸膜腔内气体愈积愈多，形成高压，使肺脏受压，呼吸困难，纵隔推向健侧，循环障碍。这类气胸需紧急排气，以缓解症状。

三、哪些人容易患气胸

原发性自发性气胸发病率为 9/10 万，男性多于女性（约 6：1），90% 发生在 20 ～ 40 岁的人群，以瘦高体型者居多。因为在瘦高体型的人群中，从肺底到肺尖的压力梯度比正常人大，其肺尖所承受的压力大于正常人，导致肺尖部局限性胸膜下肺气肿或肺大泡形成，容易导致气胸。其次，有慢性阻塞性肺疾病、肺结核、肺癌等肺部疾病的患者易患继发性气胸。

气胸患者中有一小部分是遗传性气胸，其发病机制仍未明确。但有报道认为与 α - 抗胰蛋白酶有关。

四、气胸有哪些诱发因素

（1）**气胸的诱发因素有很多**，手持重物、屏气后剧烈咳嗽、碰撞以及上臂用力高举等增加肺内压力的行为均可造成气胸发作，甚至有时打个喷嚏也会诱发气胸。但是，也有相当一部分气胸患者发病时没有任何诱因，也有在睡眠中发生气胸者。

（2）**吸烟与原发性自发性气胸**。吸烟与原发性自发性气胸有较大相关性，约 92% 原发性自发性气胸患者是吸烟者或有吸烟史。轻度吸烟者（每天吸烟 1 ～ 12 支）气胸的发生率是正常人的 7 倍；中度吸烟者（每天吸烟 13 ～ 22 支）气胸的发生率是正常人的 21 倍；重度吸烟者（每天吸烟大于 22 支）气胸的发生率是正常人的 102 倍。这可能与吸烟者的气道异常导致胸膜下肺表面局限性气肿有关。

（3）**慢性阻塞性肺疾病是导致继发性气胸的最常见原因**，肺结核、肺癌、肺脓肿、结节病、硅肺、肺纤维化、转移性胸膜病变也是导致继发性气胸的常见原因。近年来，艾滋病患者合并卡氏肺孢子虫感染导致的继发性气胸也有增加的趋势。此外，支气管哮喘、囊性肺纤维化、组织细胞增多症、特发性肺含铁血黄素症、淋巴管肌瘤症、马凡氏综合征、肺吸虫病、肺泡蛋白沉着症、类风湿病、硬皮病、结节性硬化症、黄瘤病、铍中毒等也可导致继发性气胸。

（4）**妊娠也可能导致气胸的发生**，以生育期年轻女性为主。根据气胸发生的时间，可分为早期（妊娠 3～4 个月）和后期（妊娠 8 个月以上）两种，其发生机制尚不十分清楚。

（5）**自发性气胸占新生儿的 1%~2%，男婴的发生率是女婴的 2 倍**。患儿多是足月或过期妊娠，常为胎儿窘迫并进行复苏者，或吸入胎粪、血液及黏液很难清除者。其发病与肺组织在出生后最初的呼吸中过度膨胀有关。新生儿在出生后肺泡的膨胀速度很快，但吸入胎粪、血液及黏液后通气受阻，肺内压力增高，导致肺组织破裂形成气胸。

五、患了气胸有哪些临床表现

患者突感一侧胸痛、气急、憋气，可有咳嗽，但痰少，小量闭合性气胸先有气急，但数小时后逐渐平稳，X 线也不一定能显示肺压缩。若积气量较大者或者原来已有广泛肺部疾患，患者常不能平卧。患者呼吸困难程度与积气量的多少以及原来肺内病变范围有关。当有胸膜粘连和肺功能减退时，即使小量局限性气胸也可能出现明显胸痛和气急。

张力性气胸由于胸腔内骤然升高，肺被压缩，纵隔移位，出现严重呼吸循环障碍，患者表情紧张、胸闷，甚至有心律失常，常挣扎坐起，烦躁不安，有发绀、冷汗、脉快、虚脱等表现，甚至可发生呼吸衰竭、意识不清。

在原有严重哮喘或肺气肿基础上并发气胸时，气急、胸闷等症状有时不易觉察，要与原先症状仔细比较，并做胸部 X 线检查。血气胸如果失血过多，则会导致血压下降，甚至发生失血性休克。

六、气胸的危害

一般情况下，单纯性气胸症状轻，预后良好。但如前所述，在慢性呼吸疾病的基础上发生气胸者，则症状较重，治疗时间长；尤其是开放性及高张性气胸严重时可威胁患者生命，应给予积极救治。

第二节　如何防治气胸

面对如此气势汹"胸"，我们又该如何保护自己的肺呢？

一、如何避免气胸

气胸患者的预后取决于原发病、肺功能状况、气胸类型以及有无并发症等。早期积极的干预有益于预后。闭合性气胸90%可治愈，无并发症患者死亡率为5%～10%，血气胸则为20%，双侧气胸肺功能差者死亡率高达50%。

（1）自发性气胸在肺内外压力改变时容易发生，如天气变化、潜水等，多数人在夏秋、秋冬季节转换之际发生。有过自发性气胸的人平时要注意防治感冒（减少咳嗽），保持大便通畅（避免屏气），锻炼应选取慢跑、太极拳等运动，避免篮球、足球等对抗性和需要突然发力的剧烈运动。另外，瘦高体型的人如果在剧烈咳嗽或用力过猛之后出现胸痛和呼吸困难，要警惕自发性气胸的可能，及时到医院就诊，以免耽误治疗。

（2）乘坐飞机时，肺的内外压力会迅速变化，也是诱发气胸的原因之一。如果有气胸等，飞行途中可能因气体膨胀而加重病情。

（3）在日常生活中，剧烈运动、过度屏气、高喊、大笑、举重物都可能引发气胸；患有慢性阻塞性肺疾病的人容易出现自发性气胸。

二、治疗原则

气胸治疗的目的是排尽患侧胸腔气体，促进肺的完全复张和防止复发。目前，气胸治疗已经成熟，自发性气胸属于胸科急症之一，其诊断较为简单，通过X线就可以判断气胸程度、肺被压缩情况，有无纵隔气肿、胸腔积液等并发症。

三、治疗方法

1. 保守治疗

自发性气胸患者每24小时气体吸收率为1.25%~2.20%。高浓度吸氧可提高血中血氧分压（PaO_2），使氮分压下降，从而增加胸膜腔与血液间的氮分压差，促使胸膜腔内氮气向血液传递（氮—氨转换），促进肺复张。对于保守治疗的患者需要密切观察病情变化，尤其在气胸发生后的12~48小时内。12~48小时需要复查胸片，若气胸无明显进展，可观察1周后再次复查胸片。如果病情进展，需要及时行进一步治疗措施。保守治疗适用于：稳定型小量气胸，肺压缩 < 20%，且没有呼吸困难症状者；初次发作，CT上未发现明显肺大泡形成；无伴随的血胸等。

2. 排气治疗

（1）胸膜腔穿刺抽气。其适用于单侧肺组织压缩 > 20%、呼吸困难症状较轻、心肺功能尚好的闭合性气胸患者。胸腔穿刺的部位通常选择患侧胸部锁骨中线第2肋间处或腋前线第4、第5肋间或第6肋间为穿刺点。

（2）胸腔闭式引流术。其适用于胸腔穿刺抽气效果不佳的交通性气胸、张力性气胸和部分心肺功能较差而症状较重的闭合性气胸患者。插管部位通常选择在患侧胸部锁骨中线第2肋间或腋前线第4、第5肋间。

（3）张力性气胸的紧急处理。张力性气胸患者的病情危急，短时间内可危及生命，紧急情况下需立即胸腔穿刺排气。

3. 外科手术治疗

经常复发者可以考虑在胸腔镜下行肺大泡切除和胸膜固定手术，患者术后恢复快，早期即可下地活动。

四、气胸的急救方法

（1）立即取半坐卧位，不要过多移动，有条件者可吸氧。家属和周围人员保持镇静。

（2）立即进行胸腔排气，这是抢救成败的关键。在紧急情况下，可用大针管以胶管连接针头，自锁骨中线外第二肋间上缘刺入 1 ~ 2 厘米抽气，即可解除患者呼吸困难。

（3）也可将橡胶指套或避孕套紧缚在穿刺针头上，在胶套尾端剪一弓形裂口，吸气时，胸腔呈负压，裂口闭合，胶套萎陷，胸腔外空气不得进入；呼气时，胸腔呈正压，胶套膨胀，弓形口裂开，胸腔内空气得已排出。若急救现场无注射器，应争分夺秒送医院救治。

五、气胸患者的自我照护和康复要点

（1）急性期应绝对卧床休息。对于无症状且不需特殊治疗的患者，可让其卧床休息，限制活动，不宜频繁搬动患者。避免用力咳嗽，以免加重气胸。对于呼吸困难或有胸痛者，应取半卧位，进行吸氧，适当地应用止痛剂。

（2）放松疗法。患者应注意自我放松，如进行缓慢呼吸、全身肌肉放松、听音乐等，以分散注意力。应保持情绪稳定，要将自己的内心感受告知医生、护士。

（3）胸腔穿刺、排气或闭式引流。根据病情，医生会决定是否进行胸腔穿刺排气或闭式引流等处理，这是治疗气胸的有效措施，要了解其目的，消除自身的紧张情绪，配合治疗。

（4）活动。进行胸腔闭式引流时，不要自行挤压，扭曲引流管，同时，如体位改变或活动时注意用手固定胸腔引流管，避免其移动而刺激胸膜。避免牵拉引流管，要防止扭曲移位或脱落。在闭式引流过程中，如必须离开病床进行检查或允许范围内的室内活动时，请与护士联系，在护士的协助及处置后再离床活动。

（5）进食高蛋白、高热量、高维生素饮食。保持大便通畅，可服用蜂蜜、香蕉，必要时遵医嘱使用麻仁丸或用开塞露塞肛等方法。严格戒烟、戒酒。

（6）避免诱发气胸的因素。如抬提重物、剧烈咳嗽、屏气等。在气胸痊愈的一个月内不要剧烈运动，如打球、快跑等。

（7）进行有效的呼吸功能锻炼。每两小时进行一次深呼吸和咳嗽练习，也可使用肺康复器具，促进肺复张。

（8）自我病情监测。一旦出现突发性胸痛，随即感到胸闷、气急时，可能是气胸复发，应及时就诊。

参考文献

[1] 李为民，刘伦旭 . 呼吸系统疾病基础与临床 [M]. 北京 : 人民卫生出版社，2017.

[2] 吴小玲，黎贵湘 . 呼吸内科护理手册 [M] 北京：科学出版社，2011.

[3] 施毅，宋勇 . 现代呼吸系统急诊医学 [M]. 北京：人民军医出版社，1998:194-205.

[4] 崔祥滨 . 实用肺脏病学 [M]. 上海：上海科学技术出版社，1991:549-551.

肺保健康——呼吸科专家的那些『肺』话

第十六章 阻塞性睡眠呼吸暂停综合征

你是否遇到这样的情况：夜间美好的睡眠常常被身边人的鼾声所打断，或者你的鼾声响彻四方，也影响到家人的生活。你关注过这些问题吗？知道为什么会打鼾吗？看似睡得好的标志——鼾声，其中隐藏了一个影响健康甚至威胁生命的严重问题，那就是睡眠呼吸暂停综合征。它是一种睡眠时呼吸停止所导致的睡眠呼吸障碍，未经治疗的阻塞性睡眠呼吸暂停综合征对患者一天 24 小时均有不利影响，睡眠逐渐紊乱，日间也会受到很大的影响。那么，下面请跟随我们对长期被误认为是"好睡眠"的鼾声进行深度剖析。

第一节　未被重视的鼾声

一、什么是阻塞性睡眠呼吸暂停综合征

阻塞性睡眠呼吸暂停是以睡眠中反复发作的上气道全部阻塞（呼吸暂停）或部

分阻塞（低通气）为特征的疾病，通常伴有响亮的鼾声和日间嗜睡。睡眠中反复出现阻塞性睡眠呼吸暂停事件会引起血氧饱和度下降和微觉醒，同时呼吸事件随着微觉醒的出现而终止。阻塞性睡眠呼吸暂停患者一般在清醒时呼吸和血氧均正常。

二、阻塞性睡眠呼吸暂停综合征的危害

20世纪70年代开始，随着对阻塞性睡眠呼吸暂停的认识，人们认识到打鼾是阻塞性睡眠呼吸暂停综合征中的一个症状，是睡眠紊乱的前兆。打鼾会引起相关的不良后果吗？孤立的研究表明打鼾可能是一些常见疾病（如2型糖尿病、头痛）的一个危险因素。然而，由于打鼾很常见，两者之间的关系只不过是一种巧合，而不是因果关系，而且也缺乏有力的证据证明打鼾和这些疾病存在因果关系。目前认为与打鼾有因果关系的两种最常见的不良健康影响是认知功能障碍和心血管疾病。

1. 影响日常生活

患者的认知功能全面受到影响，其中以注意力、集中力、复杂问题的解决能力和短期记忆损害最为明显。患者的警觉性降低，增加了机动车事故的发生率，有些患者会出现抑郁、焦虑、疑病等症状，也有部分患者可能出现行为异常，特别是在夜间，可能出现睡眠中的不安稳，手脚乱动，有时还会出现梦游现象。

2. 影响心血管系统功能

阻塞性睡眠呼吸暂停综合征患者中高血压的发生率较高，报告为25% ~ 96%不等。而在高血压患者中，约有30%合并阻塞性睡眠呼吸暂停综合征。阻塞性睡眠呼吸暂停综合征会导致低氧血症，严重者甚至发生呼吸衰竭而死亡。反复发作的低血氧、高碳酸血症可致神经功能失调，儿茶酚胺、内皮素及肾素—血管紧张素系统失调，内分泌功能紊乱、血流动力学改变如未得到及时规范的治疗，可造成全身多器官多系统损害，严重影响人体健康。

第二节　睡觉不再"开火车"

打鼾是呼吸睡眠暂停综合征的患者的一个主要症状。在平常的生活中，鼾声也困扰着患者周围的人群，我们常常形容那些打鼾的人睡觉犹如"开火车"，患者的鼾声大，严重影响他人休息和健康。实际上，打鼾危害更大的是患者自己。现在大家都知道了打鼾的原因是睡眠呼吸暂停，下面我们来看看如何避免在睡觉时"开火车"！

1. 危险因素

上呼吸道解剖性狭窄和局部软组织的易塌陷性增强是呼吸睡眠暂停综合征发生的主要原因。

（1）遗传因素。颌面结构在睡眠呼吸暂停综合征的发病中起重要作用，在亚洲人群中表现尤为显著。骨骼的畸形常常包括上颌骨或下颌骨形态和位置的异常以及鼻腔狭窄等，患者的后气道间隙小，下颌—舌骨间距增大，舌骨下移，有家族倾向。骨骼的畸形改变了上呼吸道的结构和功能，造成了上呼吸道解剖性狭窄，从而导致呼吸睡眠暂停综合征的发生。

（2）肥胖及体重增加。肥胖是呼吸睡眠暂停综合征发病的重要相关因素，肥胖患者的上呼吸道脂肪组织增厚，尤其是咽喉部脂肪浸润与沉积可表现为软腭、咽壁增厚、舌体肥厚等，因而咽腔狭小，导致气道狭窄，增大的颈围及大量的脂肪沉积可以改变上气道的性能，使气道易于闭合，导致呼吸睡眠暂停综合征的发生。

（3）性别。研究表明，男性和女性的脂肪分布不同。男性脂肪主要沉积于上半身和躯干，女性主要在下半身和四肢。这种整体脂肪分布的性别差异提示男性的咽旁脂肪垫比女性的更厚。正常男性的舌、软腭体积及软组织总量均比女性的大。令人惊讶的是，没有一项研究发现正常男女之间的咽旁脂肪垫大小有显著差异，但其他上呼吸道软组织大小有显著差异，上气道软组织的增大也可改变气道的通畅性，发生呼吸睡眠暂停综合征。

（4）上气道周围软组织水肿。睡眠呼吸暂停反复发作所致的气道关闭、损伤引发的负压可导致上气道周围软组织水肿，而水肿又可增大这些软组织的容积，尤其是软腭，由于睡眠呼吸暂停时常被向下牵拉，更易发生水肿，从而加重睡眠呼吸暂停综合征程度。

2. 患了阻塞性睡眠呼吸暂停综合征，身体会发生哪些变化

（1）白天的临床表现。白天常出现嗜睡，常有程度不同的头晕、疲倦、乏力。轻者表现为日间工作或学习时困倦、嗜睡，严重时吃饭、与人谈话时即可入睡；部分患者可能会出现头部隐痛，常在清晨或夜间出现，长期得不到治疗，可出现性格上的改变，烦躁、易激动、焦虑，认知行为也会出现异常，注意力不集中，精细操作能力下降，记忆力和判断力下降，症状严重时工作也不能胜任。

（2）夜间的临床表现。打鼾是主要症状，鼾声不规则，高低不等，往往是鼾声—气流停止（呼吸暂停）—喘气—鼾声交替出现，呼吸暂停后忽然憋醒，可有四肢不自主运动或忽然坐起，夜间翻身、转动较频繁，多汗，夜尿增多，部分患者可出现睡眠行为异常，表现为恐惧、惊叫、呓语、夜游、幻听等。

（3）全身器官损害的表现。以心血管系统异常表现为首发症状和体征，常伴有高血压，且降压药物的治疗效果不佳。部分患者可发生冠心病、各种类型的心律失常、缺血性或出血性脑血管病、糖尿病、躁狂性精神病或抑郁症等。

3. 患病后的自我照护和康复要点

（1）多导睡眠图监测。其主要用于诊断睡眠呼吸障碍，是早期发现诊断睡眠呼吸暂停综合征、鼾症、上气道阻力综合征的有效途径。它是在全夜睡眠过程中，连续并同步地描记脑电、呼吸等10余项指标，全部记录，次日由仪器自动分析后再经人工逐项核实。监测主要由三部分组成：①分析睡眠结构、进程和监测异常脑电。②监测睡眠呼吸功能，以发现睡眠呼吸障碍，分析其类型和严重程度。③监测睡眠心血管功能。近年来，便携式可穿戴睡眠呼吸监测仪可用于疾病初筛或患者进行自我日常病情监测。

（2）减肥。临床观察发现，减肥可以缓解打鼾的症状，几乎所有的研究都表明，减肥可以显著改善打鼾和睡眠呼吸暂停症状。一般而言，预测消除打鼾所要减轻的体重数量是不可能的，但有时减 3 千克的体重就足够了。真正实验室方式定义肥胖为 BMI>30 千克 / 平方米，其在打鼾者中很常见，因此，减肥应该首先推荐给所有的打鼾者。

（3）戒酒。睡前饮酒会加重睡眠打鼾症状，但没有实验室数据加以证实，已经被证实的是随着血液中的酒精浓度的升高，无呼吸暂停的打鼾患者会出现上气道阻力增加、咽部组织塌陷加重、夜间血氧饱和度下降等，这种效果可持续至饮酒后5 小时，故打鼾者不要在睡前的 2 ~ 5 小时饮酒。

（4）手术治疗。由于亚洲人群存在骨性气道偏狭窄，对非下颌骨畸形患者，不建议手术治疗。体检时发现上气道有明显解剖性狭窄的患者可虑手术治疗，对存在多部位狭窄的可分期手术，但在术前一定要充分估计手术的安全和有效性。

（5）使用口腔矫形器。可以使用口腔矫形器的患者，都具有典型的面部特征。患者常表现为下颌平面陡，下颌后缩或者小下颌倾向，由于特殊的面部特征，可造成患者舌骨向下向后移动，舌体也相应后移变厚，直接使舌后气道更为狭窄，使用口腔矫形器可改变患者下颌的位置，达到改善上气道阻塞的目的。

（6）经鼻持续正压通气的呼吸机治疗（CPAP）。CPAP 是目前治疗睡眠呼吸暂停综合征一种疗效肯定、安全的治疗方法。世界上有 70% ~ 80% 的患者使用这种治疗方法。在可以预见的未来，尚没有一种治疗睡眠呼吸暂停的有效药物。患者清醒时，肌张力可阻止上气道的闭锁，入睡后，舌及软腭被后咽壁吸附，夜间使用CAPA 可以保持上气道的开放。

4. 家用呼吸机的选择

（1）不论选择何种品牌的呼吸机，应尽量选择静音效果好的机型，以免影响休息，还应该考虑无创呼吸机的售后服务是否便捷。选择自带温度、自动调节加温湿化器的无创呼吸机，可以降低带机过程中的干燥等不适。

（2）合并慢性阻塞性肺病的重叠综合征的患者应选择 Bi-PAP 呼吸机，即双水平气道正压通气呼吸机。该类呼吸机才能够帮助患者排出二氧化碳。

（3）单纯的呼吸睡眠暂停综合征的患者可以选择鼻塞或者鼻罩。如果合并慢性阻塞性肺病、心力衰竭以及夜间极度的低氧血症，应选用面罩。应结合自身的面部特点和鼻梁高低，选择密闭性、舒适性好的鼻塞、鼻罩和面罩。

（4）患者在家使用自动滴定的无创呼吸机时，应首先在专业人员的监测下使用，以免在自动滴定过程中，因为面罩漏气过度代偿或经口漏气而导致不必要的高压力，而高压力又会增加无创呼吸机的漏气量，造成恶性循环。

（5）CAPA 的治疗有效指标：CPAP 使用有效指标包括打鼾和觉醒均消失，一般患者的压力滴定从 3 ~ 5 厘米的水开始，大多数病人压力滴定结束时的 CPAP 压力为 8 ~ 14 厘米的水。CPAP 治疗依从性达标的要求是每晚使用 4 小时以上，每周使用在 5 天以上，也就是要有一个好的依从性才能使 CPAP 发挥一个较好的疗效。

5. 调整睡眠姿势，取侧卧位

采取侧卧位睡眠姿势，尤以右侧卧位为宜，避免在睡眠时舌、软腭、悬雍垂松弛后坠，加重上气道堵塞。可在睡眠时背部垫一个小皮球，有助于强制性保持侧卧位睡眠。

6. 药物指导

睡眠呼吸暂停综合征患者睡前禁止服用镇静、安眠药物，以免加重对呼吸中枢调节的抑制。鼾症患者多有血氧含量下降，故常伴有高血压、心律失常、血液黏稠度增高，使心脏负担加重，容易导致心脑血管疾病的发生，所以要重视血压的监测，按时服用降压药物。

参考文献

[1] 李为民.刘伦旭.呼吸系统疾病基础与临床 [M].北京：人民卫生出版社，

2017.

[2] 冯玉麟. 呼吸系统疾病 [M]. 北京：人民卫生出版社, 2012.

[3] 阻塞性睡眠呼吸暂停低通气综合征诊治指南写作组. 阻塞性睡眠呼吸暂停低通气综合征诊治指南（基层版）[J]. 中华全科医师杂志, 2015, 14（7）:261-267.

[4] 中华耳鼻咽喉头颈外科杂志编辑委员会. 阻塞性睡眠呼吸暂停低通气综合征诊断和外科治疗指南 [J]. 中华耳鼻咽喉头颈外科杂志, 2009, 44（2）:95-96.

[5] 宋龄, 亲泽雨, 李欣欣. 阻塞性睡眠呼吸暂停低通气综合征与心血管疾病的关系及护理 [J]. 中国循环杂志, 2013（1）:252-253.

第十七章

肺　结　核

结核菌的英文名字为 Tuberculosis Bacillus，简称 TB。为了生存，TB 能够感染人类身体里的各个器官，尤其对肺部非常青睐。它们还可以把人类的咳嗽、咳痰、打喷嚏等产生的飞沫作为武器侵入到另一个宿主体内。结核杆菌可侵入人体各个器官，但主要侵犯肺脏，称为肺结核（pulmonary tuberculosis， PTB），俗称"肺痨病"，是由结核杆菌引起的一种慢性呼吸道传染病。

第一节　死灰复燃的肺痨病

一、结核病的流行现状

近年来随着耐多药结核病和艾滋病患者的增多，全球出现了第三次结核病的回升，结核病流行情况呈卷土重来的严峻形势。据世界卫生组织报告，2016 年全球有 1 040 万人患结核病，170 万人因结核病死亡（包括 40 万艾滋病毒感染者）。我国结核病发病数位居全球第三位，约 1/3 的人口感染结核分枝杆菌，每年新发结核病 100 万例左右。

二、结核菌在人群中的传播

1. 传染源

开放性肺结核患者是主要传染源。在患者接受正规化疗 2~4 周后，随着痰排菌量的减少其传染性也随之降低。

2. 传播途径

呼吸道为主要传播途径。常见于患者在咳嗽、打喷嚏或大声说话时将带有结核菌的飞沫排到空气中，从而感染他人。目前，经消化道、泌尿生殖、皮肤或胎盘等途径传播的结核病已极为少见。

3. 易感人群

（1）老年人。据我国历次结核病流行病学调查结果表明，无论是活动性肺结核还是涂阳肺结核，其患病率都随着年龄增加而升高，老年人患肺结核的可能性是儿童的 26 倍，比成人高 70%。

（2）HIV 感染者。HIV 阳性者感染结核分枝杆菌后发生结核病的概率高达 50%。

（3）硅沉着病（矽肺）。一、二期硅沉着病患者并发结核者占其总数 20% ~ 40%，三期患者比例可高达 70% ~ 95%。

（4）糖尿病病人。糖尿病患者的结核病患病率比非糖尿病患者高 2 ~ 4 倍，血糖控制差的患者结核病患病率比控制良好的患者高 3 倍以上。

（5）长期使用皮质激素类、免疫抑制剂药物者。

（6）慢性疾病、营养不良致抵抗力下降者。

（7）流动人口、移民、难民。

（8）与结核病患者密切接触者。

（9）遗传学因素。黑人和因纽特人易感性高。

4.影响传染性的因素

肺结核传染性的大小主要取决于传染源排出结核分枝杆菌的量、接触者暴露于感染环境时间的长短、暴露频率及接触距离。

三、肺结核的危害

1.影响正常生活

肺结核严重影响患者的身心健康，若不彻底治疗会丧失劳动能力，甚至造成死亡。除此之外，一位涂阳肺结核患者若不接受规范治疗，一年内平均可感染10～15位易感者。

2.增加经济负担

我国肺结核治疗可到当地疾病防控中心等定点机构寻求免费救治。虽然如此，因抗结核药副作用大，患者需遵医嘱定期复检，部分患者还要进行抗副作用治疗，因此也花费不菲。此外，耐多药肺结核所需治疗时间长达2年之久，治疗费用昂贵，甚至是普通结核病费用的100倍，将给家庭和社会带来沉重的经济负担。

第二节　瘟疫袭来，如何自护

在没有发明链霉素等抗结核特效药前，死亡几乎是肺结核患者的唯一终点，因此该病又被称为"白色瘟疫"。肺结核的传染性使得人们往往会对患者退避三舍，然而，值得庆幸的是肺结核现在早已有良方可治，不再是"十痨九死"。

一、如何识别早期患病信号

1. 全身症状

发热为结核病最常见的全身性症状，多数起病缓慢，长期低热，可伴有疲倦、盗汗、食欲下降、体重减轻等。病变扩展时可出现高热、咳嗽、胸痛甚至全身衰竭等。

2. 呼吸系统症状

呼吸系统症状主要表现为咳嗽、咳痰、咯血和胸痛等。一般为轻微咳嗽、干咳或咳少量黏液痰。当炎症波及壁层胸膜时，相应胸壁有刺痛，症状可随呼吸及咳嗽加重。当结核病变侵蚀毛细血管时，血液渗出，表现为痰中带血丝、血点或小血块；如病变侵蚀至小血管使其破裂，则引起中等量咯血；若继续侵蚀造成小动脉瘤破裂，或继发的结核性支气管扩张形成动静脉瘘破裂，则引起大量咯血，甚至会危及生命。

二、患病后的自我照护和康复要点

1. 一般护理

休息与活动：早期症状明显时需卧床休息，症状减轻后可适度下床活动。部分轻症患者可在化疗期间继续从事工作，但应避免重体力劳动及过度劳累。

2. 消毒隔离

（1）开放性肺结核患者在病情允许的情况下，应佩戴一次性外科口罩；与患者密切接触者应佩戴 N95 口罩。

（2）患者不得面对他人咳嗽、打喷嚏等，咳嗽时用手或纸巾遮盖口鼻，若用手遮蔽则应及时洗手。

（3）不随地吐痰，患者应将痰液吐在专用加盖痰杯中，并经 2 000 毫克/升的含氯消毒液浸泡处理后倒入厕所或放于塑料袋中密封，送焚烧统一处理（痰杯及消毒液每 24 小时更换）。

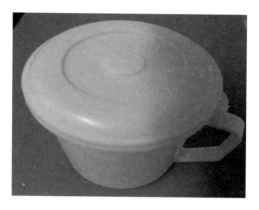

图 17-1　一次性加盖痰杯

（4）病房每日用循环风消毒机进行空气消毒 60 分钟，床单每日用消毒液进行擦拭。

（5）患者餐具单独使用并隔离放置。

（6）定期做好病区细菌检测及培养，防止交叉感染的发生。

3. 用药护理

常用抗结核药物不良反应的观察及注意事项见表 17-1。

表 17-1　常用抗结核药物不良反应及注意事项

药名	主要不良反应	注意事项
异烟肼	肝毒性、末梢神经炎、中枢神经系统障碍	定期检测肝功能，有精神障碍、癫痫病史者禁用
链霉素	听力障碍、眩晕、肾功能障碍、过敏反应	用前必须做过敏试验，有过敏史者禁用。严密观察听力变化及头晕、耳鸣反应。定期检查尿常规及肾功能
利福平	肝毒性、过敏反应、胃肠道反应	空腹服用，最好服用后 2 小时再进餐。严重肝病及妊娠 3 个月内孕妇禁用。体液及分泌物会呈橘红色，以尿液最明显。定期监测肝功能。单独使用可迅速发生耐药
吡嗪酰胺	肝毒性、胃肠道反应，高尿酸血症、过敏反应	单独使用可产生耐药性。定期监测肝功能及血尿酸。孕妇及痛风病人禁用

药名	主要不良反应	注意事项
乙胺丁醇	视神经损害、末梢神经炎	定期检查视觉灵敏度和颜色的鉴别力。发生视神经炎时立即停药并治疗。婴幼儿及糖尿病发生眼底病变者禁用
利福喷丁	同利福平，但肝毒性及过敏反应发生率低于利福平	对利福平耐药的患者亦对利福喷丁耐药。其余事项同利福平
丙硫异烟胺	胃肠道反应、肝毒性、糙皮病	可引起烟酰胺代谢紊乱，应适当补充B族维生素。定期检查肝功能。慢性肝病、精神障碍者、孕妇及12岁以下儿童禁用
对氨基水杨酸	胃肠道反应、过敏反应、肝毒性	静脉用时应避光输注，药液变色后禁用。发生过敏反应后应立即停药并治疗。定期检查肝功能
阿米卡星（丁胺卡那霉素）	同链霉素	与氨基糖苷类有单向交叉耐药，链霉素耐药时再考虑使用本药
卷曲霉素	同链霉素，电解质紊乱	监测电解质情况。观察头晕、耳鸣、听力减退等反应
氟喹诺酮类（左/氧氟沙星）	中枢神经系统损害、过敏反应、光敏反应、胃肠道反应、肝肾毒性、肌腱炎、骨关节损害	用药后避免日光照射。不与含铝、镁、铁、钙剂同服。有精神障碍、喹诺酮类过敏史、癫痫病史者禁用
对氨基水杨酸异烟肼片	同对氨基水杨酸、异烟肼	同对氨基水杨酸、异烟肼
异烟肼、利福平、吡嗪酰胺复合制剂	同异烟肼、利福平、吡嗪酰胺	同异烟肼、利福平、吡嗪酰胺
异烟肼、利福平复合制剂	同异烟肼、利福平	同异烟肼、利福平

备注：抗结核药物与多种药物共同使用会相互影响，服用其他药物前需详询医师。

用药后常见不良反应的护理：

（1）出现消化道反应时，如反应较轻，可在饭后分次服药；如症状较重，宜咨询医生，必要时减量或停药。

（2）出现肝功能损害时（ALT 高于正常值 2 倍及以上），可给予保肝治疗，治疗 1 ~ 2 周如无好转或进一步加重者，应告知医生换药。

（3）出现白细胞减少时，可口服地榆升白片，严重时可注射重组人粒细胞集落刺激因子等。白细胞低于 3.0×10^9/ 升时，应暂停引起白细胞降低的药物。

（4）加强患者服药督导，不可随意停药或减量。

4. 对症护理

● 咯血护理

（1）咯血量的评估。咯血量的多少与疾病严重程度不完全一致（见表 17-2）。

表 17-2　咯血量的评估

咯血类型	判断标准
痰血	痰中带血丝或点状血块，但以痰为主
血染痰	痰被血染成红色，以血为主
小量咯血	一次或 24 小时咯出血量在 100 毫升以内
中量咯血	一次量在 100 毫升以上，或 24 小时咯出血量在 500 毫升以内
大咯血	一次咯血量超过 300 毫升以上，或 24 小时咯出的血量在 500 毫升以上

（2）休息。小咯血时取患侧卧位安静休息；中到大量咯血者需绝对卧床休息。取平卧位，头偏向一侧或取患侧卧位，以利于健侧肺通气。

（3）饮食。大咯血时应暂禁食，小量咯血时宜进食少量凉温的流质饮食，再逐步过渡到半流质饮食、软食；多食富含纤维素的蔬菜水果，保持大便通畅，以防排便时腹压加大而再次诱发咯血。

有学者提出，富含维生素 D 和高钙的饮食对肺结核有很好的保护作用，对促进病灶的吸收有一定的效果。

- **有效排痰护理**

（1）能自行咳痰的患者，嘱其取舒适体位，先行 5 ~ 6 次深呼吸，再于深吸气末保持张口状，然后浅咳数次将痰咳至咽喉部，再用力将痰咳出。

（2）排痰无力的患者，取坐位或侧卧位，协助拍背者将手五指并拢呈空杯状，利用腕力，以脊柱为界，有节奏地自下而上、由外向内轻轻叩打（注意避免叩打脊柱），边扣边鼓励患者咳嗽。痰液黏稠、排痰困难者可适当给予止咳祛痰剂或湿化、雾化治疗，并指导患者有效地咳嗽、咳痰。

5. 心理护理

主动了解疾病相关知识，选择适合自己的娱乐消遣方式以减轻焦虑情绪；家属应鼓励关爱患者，不歧视患者。

6. 稳定期健康指导

- **药物治疗指导**

完成规定的化疗是治愈肺结核的关键，要树立坚定的信心，严格按照医生制订的化疗方案进行治疗。

- **消毒隔离指导**

（1）患者咳嗽、打喷嚏时用手或纸巾遮住口鼻，若用手遮蔽则应及时洗手，以减少疾病的传播。

（2）不随地吐痰，可将痰液吐于纸上或放于塑料袋中密闭后焚烧处理。

（3）单独使用餐具并定期煮沸消毒，患者使用的物品可在阳光下暴晒 4 ~ 6 小时以上以进行杀菌。

- **生活指导**

养成良好的生活习惯，保证充足睡眠；加强营养，多吃蔬果以满足机体需求；每日进行适量的户外活动。

- **随访复查**

服药期间应遵医嘱定期复查胸部 X 线或 CT 检查、肝肾功能和听力等，了解治疗效果和病情变化，利于治疗方案的调整。停药后建议每 3~6 个月复查胸部 X 线或 CT 检查，观察病灶变化。与肺结核患者密切接触者应行胸部 X 片检查或 PPD 试验，以早发现早治疗。

● 结核病的预防与控制

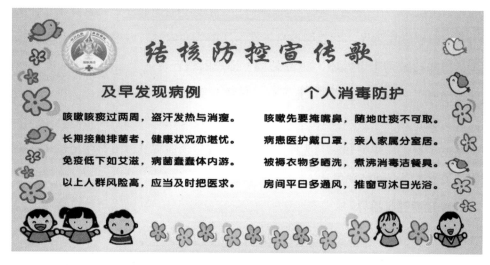

图 17-2　结核病防控宣传歌

（1）三级预防。这是结核病防治工作中的重要措施，而其中一级预防是预防结核病感染的根本措施。结核病的三级预防见表 11-3。

表 17-3　结核病的三级预防

预防级别	适用阶段	措施	阶段目标
一级预防	发病前期	健康教育及卡介苗接种	预防和减少疾病的发生（可降低发病率）
二级预防	疾病早期	五早预防（早发现、早诊断、早治疗、早报告、早隔离）	防止或减缓疾病发展，降低死亡率的发生
三级预防	临床期或康复期	一切治疗和康复手段	促进康复，减少并发症，防复发及耐药结核病的产生

（2）卡介苗接种。一般在婴儿出生 24 小时内，最迟在 1 岁内接种，目的是使

人体产生对结核分枝杆菌的特异性免疫力，提高对结核病的抗病能力。卡介苗接种后3周左右时，接种部位会出现红肿硬结，中间有小脓疱形成，结痂脱落后留下小瘢痕，有时会伴有腋窝淋巴结轻微肿胀，此为正常反应，整个过程持续约2个月。

（3）提高自身抵抗力。健康的体魄是预防结核病的基础。平时应注意科学的生活方式、合理的饮食，加强锻炼，保持规律的生活以及健康的心态，通过增强免疫力来减少患病风险。

（4）化学预防。主要应用于受结核分枝杆菌感染易发病的高危人群，如HIV感染者、矽肺患者、糖尿病患者、长期接受糖皮质激素或其他免疫抑制剂治疗者，尤其是儿童以及与痰结核菌阳性者长期亲密接触者（主要为家庭成员），需遵医嘱使用异烟肼或联合使用乙胺丁醇进行预防。

（5）耐药结核病的预防和控制。规律、全程地初治结核病是预防继发耐药结核病出现的主要措施。早发现、选择有效药物、遵医嘱规范、全程治疗是成功治疗耐药结核病的基础。

参考文献

[1] 唐神结. 中国结核病年鉴（2016）[M]. 北京：人民卫生出版社，2017.

[2] 陈灏珠，林果为. 实用内科学（第13版）[M]. 北京：人民卫生出版社，2009.

[3] 綦迎成，孟桂云. 结核病感染控制与护理 [M]. 北京：人民军医出版社，2013.

[4] 中华医学会. 临床诊疗指南. 呼吸病学分册 [M]. 北京：人民卫生出版社，2012.

[5] 肖东楼，马玙，朱莉贞. 抗结核药品不良反应诊疗手册 [M]. 北京：人民卫生出版社，2009.

[6] 唐神结. 结核病临床诊治进展年度报告 [M]. 北京：人民卫生出版社，2014.

[7] 张贺秋. 现代结核病诊断技术 [M]. 北京：人民卫生出版社，2013.

[8] 吴小玲，皱学敏. 让呼吸畅起来 [M]. 北京：科学出版社，2014.

[9]Metcalfe，Csttamanchi A，McCulloch CE.Test Variability of the QuantiFERON–TB

Gold In-Tube Assay in Clinical Practice[J].Am J Respir Crit Care Med，2013，187（2）：206-211.

[10] 中华人民共和国卫生部 . 中华人民共和国卫生行业标准——结核病分类标准（标准号 WS 196-2001）[S].2002.

[11] 中华人民共和国卫生部 . 中华人民共和国卫生行业标准（WS 288 —2008）—肺结核诊断标准 [S].2008.